本书为国家社科基金冷门绝学研究专项学术团队项目“中国医学史视域下
医药文化遗产资料挖掘整理研究”（22VJXT010）阶段性成果

胰岛素的中国故事

甄　橙　纪立农　著

THE CHINESE STORY OF INSULIN

科学出版社

北　京

内 容 简 介

胰岛素的发现无疑是医学史上的一座里程碑，它不仅挽救了无数糖尿病患者的生命，也彻底改变了全球的自然史和医学史。本书以时间为线索，深入探讨了胰岛素自 1923 年传入中国以来的发展历程，生动地讲述了胰岛素在中国的故事。从古代文献中对消渴症状的描述，到民国时期胰岛素的引进；从新中国成立后人工合成牛胰岛素的突破，到 21 世纪国内外胰岛素生产企业在中国的蓬勃发展，胰岛素的历史不仅是一部药物的发展史，更是社会变迁的缩影。患者、医疗工作者、科研人员、医药企业、卫生部门等，都是这段历史中不可或缺的角色。胰岛素的中国故事，既是物质的变迁，也是人类情感和智慧的体现。

本书适合所有希望深入了解胰岛素及糖尿病历史的读者阅读。

图书在版编目（CIP）数据

胰岛素的中国故事 / 甄橙, 纪立农著. --北京 ：科学出版社, 2025. 3.
--ISBN 978-7-03-081645-0

Ⅰ. R587.105

中国国家版本馆 CIP 数据核字第 2025TV0403 号

责任编辑：任俊红　陈晶晶 / 责任校对：张小霞
责任印制：师艳茹 / 封面设计：有道文化
封面书名题字：韩启德

科学出版社 出版
北京东黄城根北街 16 号
邮政编码：100717
http：//www.sciencep.com

北京中科印刷有限公司印刷
科学出版社发行　各地新华书店经销
*
2025 年 3 月第　一　版　开本：720×1000　1/16
2025 年 3 月第一次印刷　印张：13 1/4
字数：202 000

定价：58.00 元

（如有印装质量问题，我社负责调换）

参编作者
（以姓氏拼音为序）

高迪思

谷晓阳

纪立农

金益楠

李晏锋

孙巧思

张馨月

甄　橙

前　言

糖尿病是众多慢性疾病中的一种，主要分为1型糖尿病和2型糖尿病，尤其是对于1型糖尿病患者来说，胰岛素（insulin）是他们的救命良药。胰岛素的发现，是药物发展史上的一座里程碑，甚至可谓是一次医学奇迹。胰岛素的发现挽救了无数糖尿病患者的生命，有关故事值得后人了解与铭记。

2021年是胰岛素在实验室中作为新发现物质的100周年，2022年是胰岛素在临床应用的100周年，2023年是班廷和麦克劳德因胰岛素而获得令科学家仰慕的诺贝尔生理学或医学奖的100周年。在这些值得纪念的100年当中，胰岛素在中国的故事——无论是医生应用胰岛素的故事，患者接受胰岛素的故事，还是药企生产胰岛素的故事——这些尘封在记忆中鲜为人知的历史，都显示了人类求生的本能和对生命的渴望，揭示了近百年来中国新知与旧识的冲突和碰撞，彰显了医者的智慧和攻坚克难的探索精神，反映了中国人民不甘落后的奋斗精神，启发了中国科学家为国争光的行动和决心。在这些值得铭记的百年当中，挖掘胰岛素背后的中国故事，使鲜活的人物和事件从消逝的历史中重新浮现，知古鉴今，让后人以前人为榜样，珍惜生命，护卫健康，是本书的研究动力和创作源泉。

本书的创作很受西娅·库珀和亚瑟·恩斯伯格《突破：胰岛素发现创造的医学奇迹》（上海人民出版社，2011年）一书的启发。虽然国外作者记录了胰岛素在世界上的发现与应用的历史，但同样不应忽视胰岛素在中国的发展历程及其重要影响。作为医学史的研究者，我认为有责任把胰岛素的中国故事记录下来，更有义务对这一段难忘的历史做反复思考与深入研究。一方面思考新药物的发明对医学发展的启示，另一方面也从药物的应用以及医生拯救患者的视角，认真审视传统医学的重要价值，正确选择现代医学的发展与人类战胜疾病的道路。

本书的写作思路延续从古至今的时间线索，内容方面以胰岛素为主线，以糖尿病为背景，再现了中国古代认识和治疗消渴的传统方式，以及胰岛素作为药物引入中国、在中国应用、从进口药物到中国企业可以自主生产的历史场景。

在本书的标题中，“中国”二字的内涵不仅指地域上的中国，一些外国糖尿病患者在中国的特殊经历也被收录在本书中，国外胰岛素生产企业在中国建立的分公司的发展历史也同样被收录在本书中。本书不仅描绘了中国人自己的故事，也反映了在融入世界的过程中，那些在中国这片土地上发生的与胰岛素相关的故事。中国的医生、中国的糖尿病患者、中国的医药企业、来华的糖尿病患者、在华的医药企业，他们在中国与胰岛素相关的故事，均尽可能被记录在本书中。

创作本书的过程，也是培养年轻人的过程，我的学生谷晓阳、高迪思、金益楠、李晏锋参与了本书的创作与研究，薛晓参与资料收集。有些学生已经毕业，或许他们不再从事医学史的研究工作，但我相信他们在探究本书内容的过程中一定会被那些感人的事迹所触动，并由此获得激励。

中国中医科学院的孙巧思重点写作了中国传统医学与消渴的故事，中国科学院自然科学史研究所方一兵和张馨月师生二人在撰写关于胰岛素的内容方面，为中英交流做出了贡献。成都中医药大学徐姗姗参与本书的校对工作。本书得以付梓，感谢北京大学人民医院纪立农主任对本书的关心和支持，他的敏锐洞察和作为糖尿病专家的医者情怀是我组织策划、撰写本书的初衷。

尽管参与创作的师生都非常努力，但是本书在写作方面依然会存在一些未尽之处。因为遭遇新冠疫情，有些采访很难实地进行，有些资料也难以充分挖掘。我们尽最大努力，共同完成了本书，以此作为医学史纪念。

中国的科学家为了证明中国人的能力，集中全力，在世界上首次成功合成结晶牛胰岛素；国外医药企业的引入，加强了国内竞争机制，促进了国内医药企业的发展；中国的医药公司为了实现胰岛素国产化，努力自主创业，造福国人。本书表面上讲述的是药物的发明与应用，实际上展现了人类与疾病抗争的决心。希望通过书写历史，让大众感受到在人类与疾病抗争的道路上，医生、患者、患者家属、医药企业都是彼此的战友。在战胜疾病的道路上，患者不仅需要医学的帮助，同时本人也要肩负起责任，做自己健康的第一负责人。

在慢病时代，“我的健康我做主”这句话颇有哲理。本书既是对胰岛素发现者的纪念，也是对胰岛素使用者的鼓励。今天已经有越来越多的胰岛素和相关产品被开发和使用，糖尿病患者有了越来越多的治疗和监测办法。在这样的情况下，每个人都要努力做自己健康的主人，对医学心怀敬畏，对医生增进理解，共同构筑和谐的医患关系，为守卫人类的健康以及构筑“健康中国”贡献智慧和力量。

在纪念发现胰岛素获得诺贝尔生理学或医学奖100周年之际，谨以本书献给为胰岛素的发现、生产和应用不懈努力的科学家；以本书献给受益于胰岛素而坚强生活的糖尿病患者，是你们的努力，推动了医学的进步；是你们的努力，为平凡的生活增添了色彩。

甄　橙

2024年6月于北京

目　录

CHAPTER 01

第一章

中医消渴　橘井泉香

第一节　辨章学术　考镜源流

在中国传统医学中，消渴是以多饮、多食、多尿、身体消瘦，或尿浊、尿有甜味为特征的病症。论其病机，多由胃热肾虚引起。消渴现以口大渴引饮，多食易饥，尿频而量多，尿色黄而浓稠，甚至小便带有香甜气味，或身体消瘦等为特征。古医籍中的消渴有广义与狭义之分。广义消渴泛指以“口渴、多饮、多尿、多食”为主要症状的一类疾病，相当于现代医学的糖尿病、尿崩症、甲状腺功能亢进症（甲亢）等疾病；狭义消渴特指以“多饮、多食、多尿、消瘦、尿甜”为主要症状的疾病，现代医学统一称之为糖尿病。“糖尿病”一词在中国古代并无记载。

一、殷商至两汉时期：初识消渴，责之肺胃肾

据甲骨文记载，在殷商时代，人们对22种疾病有过简单的认识，其中有一种叫“尿病”。关于“尿”字，有学者认为，甲骨文中的记录方式为一个向左侧立的人，向左射出三个点，其记录方式有几个特点：一为在甲骨文中相类似的记载往往代表疾病，且必发生于男性；二为甲骨文常用点的多少来说明程度的高低。三个点状笔画为尿多之意，有学者认为这是年长男性所患的糖尿病或尿崩症，即“多尿”。如上文所述，消渴包括糖尿病、尿崩症等疾病，因此，甲骨文中的尿病，可能是有关消渴的最早记载。

商周之后，在秦汉时期，随着社会经济的进步、社会思想的解放，士人从事学术活动和表达思想的行为高涨，医学也得到了迅速发展。马王堆汉墓出土了我国目前发现的最早的方剂学文献《五十二病方》，其中便有消渴症状的记载。

消渴之名，首次见于《黄帝内经》(简称《内经》)。《内经》中关于消渴的论述，约有15篇，根据发病原因及临床表现不同，出现了“消瘅”“消渴”“肺消”“膈消”“消中”等名称。关于消渴的病因，《内经》指出饮食不节、情志失调等都是致病因素。关于饮食不节，《素问·通评虚实论篇第二十八》提出：“凡治消瘅仆击，偏枯痿厥，气满发逆，肥贵人，则高粱之疾也。”《素问·奇病论篇第四十七》提出“此肥美之所发也，此人必数食甘美而多肥也。肥者令人内热，甘者令人中满，故其气上溢，转为消渴”。《素问·阴阳别论篇第七》指出消渴的病理为“二阳结，谓之消”。关于情志失调，《灵枢·五变第四十六》提出“此人薄皮肤而目坚固以深者，长冲直扬，其心刚，刚则多怒，怒则气上逆，胸中蓄积，血气逆留，髋皮充肌，血脉不行，转而为热，热则消肌肤，故为消瘅。此言其人暴刚而肌肉弱者也”。这里也揭示了消渴与情志不调的关系：一般脾气暴躁易怒者易患消渴。

此外，从外感上，《内经》亦提出六淫亦可致消渴。如《灵枢·五变第四十六》：“余闻百疾之始期也，必生于风雨寒暑，循毫毛而入腠理。或复还，或留止，或为风肿汗出，或为消瘅，或为寒热，或为留痹，或为积聚。”《灵枢·大惑论第八十》：“黄帝曰：人之善饥而不嗜食者，何气使然？岐伯曰：精气并于脾，热气留于胃，胃热则消谷，谷消故善饥。胃气逆上，则胃脘寒，故不嗜食也。”从体质上，《内经》则提出五脏柔弱者容易患消渴。如《灵枢·五变第四十六》：“人之善病消瘅者，何以候之？少俞答曰：五脏皆柔弱者，善病消瘅。”《灵枢·本脏第四十七》：“心脆则善病消瘅热中”，“肺脆则苦病消瘅易伤”，“肝脆则善病消瘅易伤”，“脾脆则善病消瘅易伤”，“肾脆则善病消瘅易伤”。

《内经》还将消渴分为脾瘅和胆瘅、肺消、膈消、消中。脾瘅、胆瘅首见于《素问·奇病论篇第四十七》，肺消、膈消见于《素问·气厥论篇第三十七》，消中见于《素问·腹中论篇第四十》和《素问·脉要精微论篇第十七》。

“帝曰：有病口甘者，病名为何？何以得之？岐伯曰：此五气之溢也，名曰脾瘅。夫五味入口，藏于胃，脾为之行其精气，津液在脾，故令人口甘也。”

（《素问・奇病论篇第四十七》）

“帝曰：有病口苦，取阳陵泉，口苦者病名为何？何以得之？岐伯曰：病名曰胆瘅。”（《素问・奇病论篇第四十七》）

“心移寒于肺，肺消，肺消者，饮一溲二，死不治。”（《素问・气厥论篇第三十七》）

“心移热于肺，传为膈消。”（《素问・气厥论篇第三十七》）

“夫热中、消中者，皆富贵人也。”（《素问・腹中论篇第四十》）

“瘅成为消中。”（《素问・脉要精微论篇第十七》）

关于消渴，一般以“多饮、多尿、多食、身体消瘦”为主要症状。如《灵枢・师传第二十九》：“岐伯曰：夫中热消瘅则便寒；寒中之属则便热，胃中热则消谷，令人悬心善饥，脐以上皮热。”从脉象上，消渴脉象为微小。如《素问・通评虚实论篇第二十八》：“帝曰：消瘅虚实何如？岐伯曰：脉实大，病久可治；脉悬小坚，病久不可治。”《灵枢・邪气脏腑病形第四》则提出心脉“微小，为消瘅”。“滑甚，为善渴”，肺脉“微小，为消瘅”，肝脉“微小，为消瘅”，脾脉“微小，为消瘅”，肾脉“微小，为消瘅”。

若从季节上看，消渴易发于春季。如《灵枢・论疾诊尺第七十四》：“冬伤于寒，春生瘅热”。《灵枢・岁露论第七十九》：“四月已不暑，民多瘅病。”

医圣张仲景是东汉时期的名医，著有《伤寒杂病论》（后分为《伤寒论》与《金匮要略》两部书）。《伤寒论》中记载的消渴，如《伤寒论》卷第三《辨太阳病脉证并治中第六》：“太阳病，发汗后，大汗出，胃中干，烦躁不得眠，欲得饮水者，少少与饮之，令胃气和则愈。若脉浮，小便不利，微热消渴者，与五苓散主之。”《伤寒论》卷第六《辨厥阴病脉证并治第十二》：“厥阴之为病，消渴，气上撞心，心中疼热，饥而不欲食，食则吐蛔，下之利不止。”需要注意的是，《伤寒论》中的消渴，如太阳蓄水证出现的消渴，多因水饮内停，气不化津，津不上承导致，是指口渴而饮水不解的症状，非病名。与现代医学的糖尿病不同，可用五苓散治疗（表 1.1）。

表 1.1 五苓散方解

药物组成	用量	功效
桂枝	半两	通阳化气，外解太阳之表，内助膀胱气化。
白术	十八铢	健脾化湿，使脾能散精，上归于肺。
茯苓	十八铢	渗湿利水，通调水道，下输膀胱。
猪苓	十八铢	
泽泻	一两六铢	

《金匮要略》立有消渴专篇：《消渴小便不利淋病脉证并治第十三》提出“厥阴之为病，消渴，气上冲心，心中疼热，饥而不欲食，食即吐，下之不肯止。寸口脉浮而迟，浮即为虚，迟即为劳，虚则卫气不足，劳则荣气竭。趺阳脉浮而数，浮即为气，数即消谷而大坚，气盛则溲数，溲数即坚，坚数相搏，即为消渴。男子消渴，小便反多，以饮一斗，小便一斗，肾气丸主之。脉浮，小便不利，微热消渴者，宜利小便、发汗，五苓散主之”。在这里，“胃热肾虚”为消渴病机，是导致消渴的主要根源，它还将消渴分为三类，即厥阴消渴、胃热消渴、肾虚消渴。

二、魏晋南北朝时期：拓展症状，多重治疗

魏晋南北朝时期，统治阶级大力提倡以孝治天下。“孝”被奉为百行之首，并渗透到社会生活的各个层面。在疾病诊治方面，当时就有“事必躬亲”的忠臣孝子，为君主及父母尝其便溺的例子。正是这种行为在客观上促进了消渴诊断经验的积累，人们也因此发现了消渴病患者具有“尿甜”的特点。

此时，医家也已经认识到消渴病除用药治疗外，还应配合饮食疗法、运动疗法等非药物疗法，方可取得理想疗效，这一认识在消渴病治疗史上具有极为重要的意义。

在病因病机方面，除了饮食不节、过分饮酒之外，医家还提出了服石致消与阳虚致消说。因为在这一时期，道教的“长生成仙”思想昌盛，尤其是在上流社会中，产生了广泛的影响，在士大夫阶层也掀起了一股“服石之风”。

三、隋唐时期：运动疗病，节制房事

隋唐时期，历代医家对消渴有了进一步的认识。隋代巢元方首次记载了消渴的并发症，如《诸病源候论·消渴病诸候》："其病变多发痈疽。"巢元方还提出了运用运动疗法来治疗消渴，如《诸病源候论》中认为消渴病患者应"先行一百二十步，多者千步，然后食之"。

"药王"孙思邈是唐代著名的医药学家，著有《千金方》(又称《备急千金要方》或《千金要方》)，他曾在此书中提到了消渴的病因："凡人生放恣者众，盛壮之时，不自慎惜，快情纵欲，极意房中，稍至年长，肾气虚竭……此皆由房事不节之所致也。"在魏晋与隋唐时期，士大夫常服"五石散"，即以石钟乳、硫黄、白石英、紫石英、赤石脂等矿物药研成的粉末，但"五石散"食用过多可燥热伤阴、热伤津液，久则伤肾，终至消渴。

唐代的另一位著名医家王焘在《外台秘要·消渴方》记载："夫消渴者，凡积久饮酒，无有不成消渴病者……饮啖无度，咀嚼鲊酱，不择酸咸，积年长夜，酣兴不懈，遂使三焦猛热，五脏干燥，木石犹且焦枯，在人何能不渴？"这里从病因上提出消渴与饮食不节有关。此外，《外台秘要·消渴消中》还提出"房室过度，致令肾气虚耗，下焦生热，热则肾燥，肾燥则渴"，这说明房事过度，肾燥精亏，与消渴的发生有一定的关系。《外台秘要·消中消渴肾消篇》引用了隋代医家甄立言的《古今录验方》："消渴病有三：一渴而饮水多，小便数，无脂，似麸片，甜者，皆是消渴病也；二吃食多，不甚渴，小便少，似有油而数者，此是消中病也；三渴，饮水不能多，但腿肿，脚先瘦小，阴痿弱，数小便者，此是肾消病也。"又引用祠部李郎中《近效》的消渴方，说明消渴有多饮、多尿、消瘦等症状。

四、宋代：首分三消，热毒聚心肺

宋代《太平圣惠方》首次将消渴分为上、中、下三消。如宋代《太平圣惠方·三消论》："夫三消者，一名消渴，二名消中，三名消肾。"在病因上，提出热毒致病，如《太平圣惠方》论述消渴的病机为"元气衰虚，热毒积聚于心肺……口苦舌干，日加燥渴"。又"热毒在内，不得宣通，关腠闭塞，血脉不行，热气蒸于脏腑，津液枯竭，则令心肺烦热，咽喉干燥。故令渴不止，而饮水过度也"。

南宋医家也在其所著的《济生方》中写道："肾水枯竭，心火燔炽，三焦猛热，五脏干燥，由是渴利生焉。"其提出了消渴基本病机为五脏燥热。

消渴不仅与热毒有关，脾虚亦可致消。宋代窦材在《扁鹊心书》中指出："消渴虽有上中下之分，总由于损耗津液所致。盖肾为津液之原，脾为津液之本，本原亏而消渴之证从此致矣。"南宋杨士瀛在《仁斋直指方论》中也认为消中的病机为"热蓄于中，脾虚受之"。

关于消渴并发症，《圣济总录》则记载消渴易并发痈疽等症："消渴者……久不治，则经络壅涩，留于肌肉，变为痈疽。"

五、金元时期：燥热为本，清热滋阴

理学之门户分于宋，医学之门户分于金。金元时期，医学争鸣空前活跃。金元四大家（表1.2）对消渴有了进一步的认识。刘完素、张从正发展了三消理论，提出"三消燥热"学说，主张消渴当以清热泻火、养阴生津为要。朱震亨发展了刘完素的"三消燥热"学说，推崇利用滋阴清热法治疗消渴。

表1.2 金元四大家

派别	医家	主要成就	代表作
寒凉派	刘完素	创河间学派，倡导火热论。认为六气皆能化火，百病皆因火热，治病需从寒凉法入手，善用寒凉	《素问玄机原病式》《宣明论方》《素问病机气宜保命集》《三消论》等
攻邪派	张从正	治病以汗、吐、下三法攻邪为主。对于汗、吐、下三法的运用有独到见解	《儒门事亲》《张氏经验方》《张子和治病撮要》等
补土派	李杲	提出"内伤脾胃，百病由生"，强调脾胃对人身的重要作用	《脾胃论》《内外伤辨惑论》《兰室秘藏》《用药法象》等

续表

派别	医家	主要成就	代表作
滋阴派	朱震亨	倡导“阳常有余，阴常不足”，创阴虚相火病机学说，善用滋阴降火方药	《格致余论》《局方发挥》《丹溪心法》等

金代刘完素提出了“三消燥热”学说。如其在所著的《三消论》中提出“燥热太甚”，得出“如此三消者，其燥热一也”，这说明了燥热是消渴的发病起因。治疗上，他提出“补肾水阴寒之虚，而泻心火阳热之实，除肠胃燥热之甚，济人身津液之衰，使道路散而不结，津液生而不枯，气血利而不涩，则病日已矣”。关于消渴并发症，他提出：“夫消渴者，多变聋盲、疮癣、痤痱之类”。

金代张从正提出了“三消当从火断”的学术观点，治疗方面主张调下并用、护治结合，还指出消渴与情志的关系，如其在所著的《儒门事亲》中记载刘完素和观点：“消渴者……耗乱精神，过违其度……之所成也。”

李杲强调脾胃在消渴发病中的作用，治疗时应特别注重升发脾阳，应用升麻、柴胡、杏仁等药物。

元代朱震亨提出消渴由饮食不节导致，其在所著的《丹溪心法·消渴》中提到：“酒面无节，酷嗜炙煿糟藏咸酸酢醢甘肥腥膻之属，复以丹砂玉石济其私，于是炎火上熏，府藏生热，燥炽盛，津液干，焦渴饮水浆而不能自禁。”治疗上，应以“养肺、降火、生血为主”。

元代罗天益著《卫生宝鉴·卷十二》“消渴治法并方”中载有“麦门冬汤治消渴日夜饮水不止，饮下小便即利”；“冬瓜饮子治消渴能食而饮水多，小便如脂麸片，日夜无度”；并以生津甘露饮子治愈一例消渴患者：“顺德安抚张耘夫，年四十五岁。病消渴，舌上赤裂，饮水无度，小便数多。先师以此药治之，旬日良愈。”

六、明清时期：脾肾为主，从肝论治

明清时期，医家根据临床实践，对消渴的认识继承并创新。在病因方面，医家认为消渴主要与饮食不节、酒色劳伤等有着密切的关系；在病机方面，则对肾阳亏虚、胃中郁热、肝失疏泄、气血运行失常、痰湿、湿热等较前代有了更为深刻的认识；在分类方面，除了上消、中消、下消等传统的三消分类法外，还推出了新的分类方法。如明代王肯堂《证治准绳·消瘅》："渴而多饮为上消（经谓膈消），消谷善饥为中消（经谓消中），渴而便数有膏为下消（经谓肾消）"。明代张介宾将消渴分为阴消、阳消。明代秦昌遇《症因脉治》按照病因将消渴分为外感三消和内伤三消，根据病机进一步分为燥火三消、湿火三消、积热三消和精虚三消。

关于消渴的治疗，首辨虚实，重视补肾。如明代张介宾《景岳全书》："凡治消之法，最当先辨虚实。若察其脉证果为实火致耗津液者，但去其火则津液自生，而消渴自止。若由真水不足，则悉属阴虚，无论上中下，急宜治肾，必使阴气渐充，精血渐复，则病必自愈。若但知清火，则阴无以生，而日见消败，益以困矣。""上消善渴，中消善饥……下消证，小便淋浊，如膏如油。"治疗上消食用人参白虎汤之类，中消食用调胃承气汤及三黄丸之类，下消食用六味地黄丸之类。

明代赵献可认为治疗消渴需重视补肾为先，其在所著的《医贯·消渴论》中提到："治消之法，无分上中下，先治肾为急，唯六味、八味及加减八味丸，随证而服。降其心火，滋其肾水，则渴自止矣。"

明代周慎斋治疗消渴则强调治脾肾为主，尤其重视养脾阴，如其在所著的《慎斋遗书·渴》中提到："盖多食不饱、饮多不止渴，脾阴之不足也。"

明代喻嘉言认为消渴之病"始于胃而极于肺肾"（《医门法律》）。

清代医家则提出了从肝论治消渴。黄元御《四圣心源·消渴》提出："消渴者，足厥阴之病也。厥阴风木与少阳相火相为表里，风木之性，专欲疏泄……疏泄不遂……则相火失其蛰藏。"这从中揭示出消渴与肝关系密切，病位在厥阴。黄元御在另一本《素灵微蕴·消渴解》中也说道："消渴之病，则独责肝木，而不责肺金。"

清代徐彬《金匮要略论注》提出："厥阴者，风木之脏也……又有郁于本脏者，则肝得邪而实，因而乘其所胜，阳明受之；乘其所生，足少阴受之，于是上、中、下或有偏胜，现证稍殊，皆为消渴，皆由厥阴风郁火燔，故曰厥阴之为病消渴。"

清代郑钦安在《医理真传・卷四・杂问》中记载："问曰：三消症起于何因？答曰：消症生于厥阴。风木主气，盖以厥阴下木而上火。风火相煽，故生消渴诸症。"

清代程国彭记载三消的症状，其在《医学心悟》中写道："渴而多饮为上消，消谷善饥为中消，口渴、小水如膏者，为下消。三消之症，皆燥热结聚也。"他还提出消渴治疗大法："治上消者，宜润其肺，兼清其胃，二冬汤主之；治中消者，宜清其胃，兼滋其肾，生地八物汤主之；治下消者，宜滋其肾，兼补其肺，地黄汤、生脉散并主之。夫上消清胃者，使胃火不得伤肺也；中消滋肾者，使相火不得攻胃也；下消清肺者，滋上源以生水也。"

清代叶天士在其《临证指南医案・三消》中提出："心境愁郁，内火自燃，乃消症大病。"这说明五志过极、郁热伤津是发生本病的重要因素。阴虚为本，燥热为标。病变脏腑在肺胃肾。另外，书中还写道："三消一证，虽有上中下之分，其实不越阴亏阳亢，津涸热淫而已。"其将消渴病机归因为阴虚燥热。

此外，消渴常与血瘀有关。清代唐宗海《血证论・消渴》记载："瘀血发渴者，以津液之生，其根出于肾水……胞中有瘀血，则气为血阻，不得上升，水津因不能随气上布。"

综上所述，对消渴一病的认知始于商周，其病因病机随着时代发展，虽侧重点有所不同，但总归于阴津亏损、燥热偏盛，而以阴虚为本、燥热为标，两者互为因果，阴愈虚则燥热愈盛，燥热愈盛则阴愈虚。消渴病变的脏腑主要在肺、胃、肾，尤以肾为关键，三者又可互相影响。在治疗过程中，不仅要对症用药，同时也要注意适量运动、节制房事、控制饮食等方面，唯此才能获得最佳效果。

第二节 轶文典故 见微知著

一、罹患消渴之名人轶事

司马相如（约公元前179—前118），字长卿，西汉著名辞赋家，著有《子虚赋》《上林赋》等。他的作品文辞富丽，结构宏大，显露其高超的文学才华，而他与卓文君的爱情故事，也被后世传为千古佳话。然而，在他们浪漫爱情的背后，也有着世人所不知的苦楚。

司马相如一直患有消渴，并深受其苦，且最终死于此病。司马相如是有文字记载的第一位糖尿病患者，《史记》中记载，司马相如“常有消渴疾。与卓氏婚，饶于财。其进仕宦，未尝肯与公卿国家之事，称病间居，不慕官爵”。意思是司马相如患有糖尿病，同卓文君结婚后，继承了一大笔嫁妆，后又为官，家资丰厚。他虽担任官职，却不愿同公卿们一起商讨国家大事，而是借病在家闲待着，终日吟诗作赋，不追慕加官晋爵之事。《西京杂记》亦提到：“相如亲著犊鼻裈涤器，以耻王孙。王孙果以为病，乃厚给文君，文君遂为富人。文君姣好，眉色如望远山，脸际常若芙蓉，肌肤柔滑如脂。十七而寡，为人放诞风流，故悦长卿之才而越礼焉。长卿素有消渴疾，及还成都，悦文君之色，遂以发痼疾。乃作《美人赋》，欲以自刺，而终不能改，卒以此疾至死，文君为诔，传于世。”意谓锦衣玉食、沉溺美色、房事不节等不健康的生活方式，使得司马相如的消渴越来越重，最终死于此病。

杜甫（712—770），字子美，唐代伟大的现实主义诗人，创作了《春望》《北征》等名作。《新唐书·文苑传》中记载：“大历中，出瞿唐，下江陵，溯沅、湘以登衡山，因客耒阳。游岳祠，大水遽至，涉旬不得食，县令具舟迎之，乃得还。令尝馈牛炙白酒，大醉，一昔卒，年五十九。”这说的是大历年间，突发大水，游历山水的杜甫因此被困，多日未进米水。得救后的杜甫享用了县令为他摆设的酒肉后，喝得大醉，一晚上就去世了，享年五十九岁。

关于杜甫的死因，后世说法不一，有人认为是暴饮暴食所引起的急性胰腺炎或中毒，也有人认为是消渴。后世医学家从杜甫的诗作中找到了他罹患“消渴”的记载。“我多长卿病，日夕思朝廷。肺枯渴太甚，漂泊公孙城。”（《同元使君春陵行》）这说明杜甫患有与司马相如相同的病。《客堂》中有两句：“栖泊云安县，消中内相毒。”这里的“消中”是病名，出自《素问·腹中论》，指的是消渴。

在杜甫的诗中，对自己症状的记载也很详细，即“临餐吐更食”（《遣怀》）指恶心呕吐；“病身虚俊味”（《王十五前阁会》）指食欲不振；“春生力更无”（《过南岳入洞庭湖》）指极度疲惫；“卧久尘及屦”（《雨》）指卧床不起。以上恶心呕吐、口渴、食欲不振、乏力的症状表明杜甫患有消渴，且已到中晚期，加上前文提到的“涉旬不得食，县令具舟迎之，乃得还。令尝馈牛炙白酒，大醉，一昔卒”即多日未进食，饱食酒肉，大醉后，突然去世。这些情况或许也可以用现代医学之糖尿病酮症酸中毒来解释。此外，杜甫在生活细节上也并不注意保养，常饮酒嗜甜食。诗中有不少关于饮酒的名句，如“酒债寻常行处有”（《曲江二首》）、“潦倒新停浊酒杯”（《登高》）、“白日放歌须纵酒”（《闻官军收河南河北》）、“隔篱呼取尽余杯”（《客至》）等。消渴忌膏粱厚味之饮食，饮酒只会使病情加重。“茗饮蔗浆携所有，瓷罂无谢玉为缸”（《进艇》），杜甫出游时为防口渴，竟带大瓶小瓶的甘蔗汁以随时饮用，这对消渴患者来讲，无疑是雪上加霜。诗中还有他“多食”的记载，如“加餐可扶老，仓庾慰飘蓬”（《暂往白帝复还东屯》）、“多病久加饭，衰容新授衣”（《雨四首·三》）。显然杜甫对自己的病情并不重视，认为进食多是身体好转的表现。还有“力稀经树歇，老困拨书眠”（《九月一日过孟十二仓曹、十四主簿兄弟》）、“春水船如天上坐，老年花似雾中看”（《小寒食舟中作》），这些表明他也有视力下降的症状。“令儿快搔背，脱我头上簪”（《阻雨不得归瀼西甘林》）表明其皮肤瘙痒，这些都是消渴并发症的表现。

李商隐（约 813—858），字义山，晚唐著名诗人。其诗构思新奇，风格秾丽，尤其是一些爱情诗和无题诗写得缠绵悱恻，优美动人，广为传诵。李商隐在十岁左右时父亲就去世了，作为长子，他不得不以幼弱的身躯“佣书贩舂”，与母亲一起担起家庭的重担。成年后，由于仕途不顺，收入微薄，生活条件也较为艰苦，年轻时便患上了严重的疾病。心境的纠结与郁闷加重了他的病情，都未能活到天命之年。

在李商隐一系列的诗作中，我们可以窥到其患有消渴。《令狐八拾遗见招送裴十四归华州》一诗说：“嗟予久抱临邛渴，便欲因君问钓矶。”所谓“临邛渴”指的就是前面所提到的汉代司马相如患的消渴，这透露出李商隐很早就患上了消渴。他在后来的诗作中又提到司马相如所患的“消渴”一疾：“十顷平波溢岸清，病来惟梦此中行。相如未是真消渴，犹放沱江过锦城。”（《病中早访招国李十将军遇挈家游曲江》）“红莲幕下紫梨新，命断湘南病渴人。今日问君能寄否，二江风水接天津。”［《寄成都高苗二从事（时二公从事商隐座主府）》］“嵩云秦树久离居，双鲤迢迢一纸书。休问梁园旧宾客，茂陵秋雨病相如。”（《寄令狐郎中》）“青雀西飞竟未回，君王长在集灵台。侍臣最有相如渴，不赐金茎露一杯。”（《汉宫词》）“君到临邛问酒垆，近来还有长卿无？金徽却是无情物，不许文君忆故夫。”（《寄蜀客》）李商隐认为才华横溢的司马相如却饱受消渴之苦，与自己多有相似之处，于是在诗中多次以相如及其病患来表达自己的处境。

欧阳修（1007—1072），字永叔，北宋著名的政治家和文学家，文学成就极高，为“唐宋八大家”之一。自中年伊始，欧阳修便饱受疾病之苦。他在《病中代书奉寄俞二十五兄》一诗中写道：“到今年才三十九，怕见新花羞白发。颜侵塞下风霜色，病过镇阳桃李月。”三十九岁的他已出现了视力减退、视线模糊之症。此外，他还写道：“春深夜苦短，灯冷焰不长，尘蠹文字细，病眸涩无光。”（《镇阳读书》）后世有人认为这些症状是由消渴所引起的眼疾，即现代医学的糖尿病视网膜病变。欧阳修在 59 岁时写的《与五龙图》中写道：“自春首以来，得淋渴疾，癯瘠昏耗，仅不自支。”《欧阳修评传》中记载：“（治平二年乙巳）正月，上三表、二札子，乞外任。不允。春，遽得消渴之症。”但根据之前有关其眼疾的记载，他的消渴应是在很久以前便有了。在消渴的折磨下，欧阳修“脚膝细瘦，仅存皮骨”，甚至行走都很艰难，整日里困倦不堪。当疾病骤然发作时，“渴如鼹鼠之饮河，喘若吴牛之见月”，其口渴、消瘦的症状都已非常明显。在疾病的困扰下，他从此无心于政务，只求退隐安度晚年。他在去世前一年所写的《与颜直讲》中记载：“目、足之疾，得秋增甚”，“两目昏甚，艰于执卷”，说明病情愈来愈重。

二、名医名家治消渴故事

张仲景（约 150—219），名机，字仲景，东汉末年著名医学家，后人尊称为医圣。他广泛收集医方，写出了传世巨著《伤寒杂病论》。

张仲景有一位好友，名叫宁远。有一天宁远去张仲景家拜访，闲谈间，张仲景觉得他的气色不佳，仔细看了看后又为他把脉，说道：“据我看，你应该是患了消渴之症，好在病症尚浅，病位不深，要治还来得及。”宁远尚半信半疑，张仲景又言道：“你若不治，过了三个月之后，会出现头痛不眠的症状，尿的次数也会增加；六个月之后，平时就会有饥渴难忍、小便浓稠的表现；一年之后，就会背生疽疮。这些症状加在一起，你就日薄西山，朝不保夕了。”张仲景所言病情，如多饮、多尿并伴有疽疮等并发症，即为现代的糖尿病。

诊断后，张仲景便开了一个药方给宁远，嘱咐他回家后按时服用。宁远回家后，觉得自己身体健壮，看不出有什么毛病，一想张仲景肯定是故弄玄虚吓唬人，便将药方撕碎扔掉，再也不想此事，依旧如常生活度日。过了三个月，宁远身上的症状尚不明显，到了六个月时，的确出现了饥渴难忍、尿多浓稠的症状。宁远这才想起当初张仲景所言，急忙前去求治。张仲景叹道：“为时已晚，我的医术已经救不得你了。”宁远倒也心思豁达，心想反正再过六个月后难免一死，不如现在去游山玩水，心情舒畅，倒也无憾。一年后，张仲景意外地又见到了宁远，顿时感到十分惊奇："你莫非遇到扁鹊再世，将你的病治好了？"宁远笑答："我去年听你说我命不久矣，就去游览大好河山了。走到茅山的时候，我在那里的清玄观当了一阵子童仆。观里有名老道人，擅长医术且极为精良，给我治好了病。"张仲景听完，深感山外有山，人外有人，于是离开家乡，奔赴茅山求师。

王焘（670—755），唐代著名医家，著有《外台秘要》。由于自幼多病，常与医药打交道，从而对医学产生了兴趣。后又因其母身患疾病，他感于"齐梁间不明医术者，不得为孝子"的话，于是便钻研医学，以医治其母亲的疾患，并常常与名医接触，并向之请教，终于精通了医学。

王焘有一次外出行医，离家不久后得知父亲患病的消息。其父不仅口渴多饮，而且饮食大增，口渴难忍；身上长疖疮，久治无效，病情越来越重。家人心急如焚，便把王焘找回来给父亲治病。王焘详尽分析了病情，忆起甄立言《古今录验方》中提到的"小便数，无脂，似麸片，甜者"，并亲口尝其父小便，发觉有甜味，认定所患疾病乃是消渴。他立即制订了治疗方案，并辅以调整饮食，使其父病情得到控制。他将这一经验总结在其著作《外台秘要》中："养性之道，不欲饱食便卧，亦不宜终日久坐，皆损寿也。人欲小劳，但莫久劳疲极也，亦不可强所不能堪耳。人不得每夜食，食毕即须行步，令稍畅而坐卧。"

三、与消渴相关的文学记载

慈禧（1835—1908），即孝钦显皇后，叶赫那拉氏，咸丰帝的妃嫔，同治帝的生母。晚清重要的政治人物，清朝晚期的实际统治者。

史料记载："次日，两宫皆吕一人请脉。吕请皇太后脉，案中有'消渴'二字。皇太后对张中堂曰：吕用宾说我消渴，我如何得消渴？意颇不怿。张召吕责曰：汝何以说皇太后消渴？吕曰：'口渴'误书。越日复请脉，皇太后亦未言。"光绪三十四年十月（1908 年 11 月），太医给慈禧看病，经辨证论治，认为慈禧得了消渴。慈禧看了太医所写的诊断，非常不满，于是她向张之洞（即张中堂）抱怨道，自己根本不可能得这种病。张之洞察言观色，将太医召来斥责。太医迫于太后的淫威，不得不改口，只能说病历上的“消渴”乃是“口渴”的误写。虽则“消渴”与“口渴”只一字之差，却谬以千里。《汉书》有《文园病渴》的典故，司马相如任孝文园令，而为人风流轻佻，于是得了消渴之疾，古人有诗云“文园病渴只为琴”，乃是将司马相如得了糖尿病的因由怪罪在卓文君的头上。于是，自古以来很多人认为消渴乃是“纵欲之疾”。老佛爷心想自己清心寡欲 47 年，如何会得这消渴之疾。

光绪三十四年十月二十一日的脉案有记载：“太医施焕诊得慈禧太后脉两寸关弦滑而数……口渴，左肋痛不可忍，心悸，烦热难受，小便频数，大便泄，喉中痰涎沥沥有声，乃胃热肝燥、肾不摄津所致。曾仿饮一溲一之消渴处理，用此方治疗，希冀取效。”“饮一溲一”，指的是“多饮、多尿”这一症状。慈禧的御前女官德龄在回忆录中曾两次提到慈禧食量相当之大，这也符合消渴“多食”这一病症表现。宫内饮食多为膏粱厚味，据医案记载，慈禧 40 岁时就已经出现“心脾不足”的症状。至光绪六年（1880 年），屡见“饮食运化不利，大便微溏而粘”。晚年更加严重，或气滞食积，或胸胁震响，或溏泄等，这些都是消渴胃轻瘫的典型症状。医案也记载慈禧常患有目赤、目眩等目疾，这也极可能是消渴引起的眼部并发症的相关症状。

慈禧病症日益加重，尝试了多种药物仍不见起色，御医也是束手无策。后来光绪昭告天下，寻找遗失的宫廷医案中记载的治疗消渴的秘方。在告示中，还说呈上秘方者不仅赏金千金，还赐封御医。最后，江南有一个叫白鹤子的人呈上了这一秘方。白鹤子被召入宫中替慈禧调理身体，经过几个月后慈禧太后的消渴也有所好转。于是这个遗失千年的秘方终于重现世间，并被明文记载在清宫医案中。此外，慈禧所用的效验方中，有养阴调中化饮膏、琼玉膏、健脾丸，主治火盛津枯、干咳、食滞、口渴思饮等肺胃积热、脾不健运之症。

此外，《古今医案按》中还记述了一则与“消渴”相关的故事。

《东坡集》载，眉山揭颖臣，长七尺，素健饮啖，忽得渴疾，日饮水数斗，饭亦倍进，小便频数，服消渴药逾年，病日甚，自度必死。蜀医张鋐，取麝香当门子，以酒濡湿，作十余丸，用枳子煎汤，服之遂愈。问其故，张曰：消渴消中，皆脾衰而肾败，土不胜水，肾液不上泝，乃成此疾。今诊颖臣脾脉极热，肾脉不衰，当由酒果过度，积热在脾，所以多食多饮，饮多溺不得不多，非消渴也。麝香坏酒果，枳能化酒为水，故假二物，去其酒果之毒也。震按：此人似消渴，实非消渴，张公之见识殊高，用药最巧。”此段话大意为：苏东坡的同乡揭颖臣得了一种饮食倍增、小便频繁的病，他以为自己得了消渴，吃了很多年治疗消渴的药，但病情仍不见好转，揭颖臣认为自己必死无疑。苏东坡介绍了一名医生替他治疗，医生认为揭颖臣患的不是消渴，而是慢性酒精中毒。酒性本热，因此喜饮水，饮水多，症状似消渴而不是消渴。于是用醒酒药治疗，多年不愈的疾病竟就此痊愈了。

《炀帝迷楼记》在叙述隋炀帝晚年沉迷于女色的轶事时写道：“大业八年，方士进大丹，帝服之，荡思愈不可制，日夕御女数十人。入夏，帝烦躁，日引饮几百杯而渴不止。医丞莫君锡上奏曰：‘帝心脉烦盛，真元太虚，多饮即大疾生焉。’因进剂治之。仍乞置冰盘于前，俾帝日夕朝望之，亦治烦燥之一术也。”在《古今医案按》中亦有类似记载。隋炀帝患消渴，又炼丹服药，导致体内热盛，加上淫欲过度，到了盛夏时节，整天烦躁异常，每天要喝上几百杯水也不解渴。太医莫君锡认为，这是陛下心火亢盛、元气已虚的缘故，一味多饮水会引起其他的疾病。于是进献方剂进行治疗，并请求放一个冰盘在隋炀帝面前，使得皇帝时刻都能看到，也算是治疗烦躁的一种办法。

从上文记述的历朝历代与消渴相关的名人典故，对“消渴”一症的具体症状、发病缘由、治则治法以及并发症等都有了较为详细的了解。消渴多见于喜饮酒、嗜甜食者，生活奢华者尤甚；到了疾病中晚期，出现了典型的多饮、多食、消瘦症状，其并发症，多有眼病、酸中毒、皮肤瘙痒等。

第三节　药效得彰　术精岐黄

一、诊断

有口渴多饮、多食易饥、尿频量多、形体消瘦或尿有甜味等的临床特征者，即可诊断为消渴患者。现代医学将该疾病称为糖尿病，并分有 1、2 两种类型，1 型糖尿病多发生于儿童、青少年，一般病情较重；2 型糖尿病多发于中年以后，以及嗜食膏粱厚味之人。

病情初起时，口渴多饮、多食易饥、尿频等症状往往不明显，病久常并发眩晕、无力、视物模糊、四肢麻木、中风、痈肿疮疖久不愈等症状。严重者可见烦渴、头痛、呕吐、腹痛、呼吸短促，甚或昏迷厥脱危象。由于本病的发生与禀赋不足有较为密切的关系，故消渴的家族病史可供诊断参考。

鉴别诊断需要注意："口渴多饮"是指口渴而饮水量大，可出现于多种疾病过程中，尤以外感热病为多见。但这类口渴各随其所患病症的不同，而出现不同的临床症状，并不伴有多食、多尿、尿甜、消瘦等消渴的特点。此外，瘿（现代医学中的甲亢、甲状腺肿大等病症）是由气郁化火、阴虚火旺导致的，以情绪激动易怒、多食易饥、形体日渐消瘦、心悸、眼突、震颤、颈部一侧或两侧肿大为特征。其中的多食易饥、消瘦等症，类似消渴的中消，但眼球突出、颈前生长肿块可与消渴作区分，且无消渴的多饮、多尿、尿甜等症状。

二、辨证要点

论辨证要点，首先要辨明病位所在。消渴之多尿、多饮、多食症状，根据其表现程度的轻重不同，可分为上、中、下三消，及肺燥、胃热、肾虚之别。通常把以肺燥为主，多饮症状较突出者，称为上消；以胃热为主，多食症状较为突出者，称为中消；以肾虚为主，多尿症状较为突出者，称为下消。

消渴一病多以阴虚为本、燥热为标，两者互为因果，常因病程长短及病情轻重的不同，呈现出阴虚和燥热各有侧重。一般初病多以燥热为主，病程较长者则阴虚与燥热互见，日久以阴虚为主，进而由于阴损及阳，可见气阴两虚，并可导致阴阳俱虚之证，或伴有血瘀之证。

三、本证与并发症

一般以本证为主、并发症为次。现代社会中，常见的2型糖尿病多见于中年肥胖患者，早期病程中可仅见血糖异常，“三多”及消瘦的本证不明显，直到病情加重，血糖控制不佳，病程终末期才出现典型的多饮、多食、多尿，并伴消瘦、痈疽、眼疾、心脑病症等并发症。

四、脏腑论治兼顾阴阳

关于消渴的药物治疗，最早见于《内经》之《素问·奇病论篇》。“此肥美之所发也，此人必数食甘美而多肥也。肥者令人内热，甘者令人中满，故其气上溢，转为消渴。治之以兰，除陈气也。”

张仲景在《伤寒杂病论》中记载：消渴的症状有“消谷引食”，并创立白虎加人参汤、肾气丸、栝蒌瞿麦丸、文蛤散等治疗消渴的方剂。如“渴欲饮水不止者，文蛤散主之”。文蛤散的配方组成为文蛤五两，服法为：“文蛤五两上一味，杵为散，以沸汤五合，和服方寸匕。”栝蒌瞿麦丸方组成如下：“栝蒌根（二两）、茯苓、薯蓣（各三两）、附子（一枚/炮）、瞿麦（一两）。”服法为：“上五味，末之，炼蜜丸梧子大，饮服三丸，日三服；不知，增至七八丸，以小便利，腹中温为知。”若“渴欲饮水，口干舌燥者，白虎加人参汤主之”。

晋代葛洪《肘后备急方》中也有类似记载，“干地黄四两，茯苓、薯蓣、桂、牡丹、山茱萸各二两，附子、泽泻一两。捣蜜丸如梧子。服七丸，日三，加至十丸。此是张仲景八味肾气丸方，疗虚劳不足，大伤饮水，腰痛，小腹急，小便不利”，其中，“虚劳不足”“小便不利”也可见于消渴末期之症。

后世随医学理论的不断深入发展，治疗消渴的用药可分为以下几大类。

脏腑论治多以补肾为主，亦有从脾论治。在从脾论治方面，宋代杨士瀛在《仁斋直指方论》中记载："消渴证候，人皆知其心火上炎，肾水下泄，小便愈多，津液愈涸，饮食滋味，皆从小便消焉。是水火不交济然尔，孰知脾土不能制肾水，而心肾二者皆取气于胃乎？治法总要当服真料参苓白术散，可以养脾，自生津液，兼用好粳米煮粥，以膂肉碎细，入盐醋油酒，葱椒茴香调和，少顷粥熟而后入，以此养肾，则水有所司，又用净黄连湿锉，入雄猪肚中密扎，予斗米上蒸烂，添些蒸饭，臼中杵粘，丸如桐子。每服百粒，食后米饮下，可以清心止渴。"

李杲论治消渴之思想，集中反映在《兰室秘藏·卷上·消渴门》一篇中，认为消渴之病机是"数食甘美而多肥"致脾胃内伤，元气亏虚，其根本是"阴火"为病，"燥热"实为标证，亦按上、中、下三消分治，即"高消者，舌上赤脉，大渴引饮""中消者，善食而瘦，自汗，大便硬，小便数""下消者，烦渴引饮，耳轮焦干，小便如膏"。他还记述了七首治疗消渴的方剂，即生津甘露汤、甘露膏、生津甘露饮子、甘草石膏汤、和血益气汤、当归润燥汤、辛润缓肌汤。在这些药方中，常用的药物有升麻、柴胡、防风、细辛、羌活、荆芥穗等，用意有二：一则升发脾胃之阳气，二则"升散阴火"。

陈修园在《医学实在易·卷三附录张隐庵消渴论》中记载消渴应"以燥脾之药治之"，治疗中采用益气健脾、培土生金、补火生土、温脾燥脾等方法，代表方药有理中汤、建中汤、瓜蒌根等。张锡纯在《医学衷中参西录》中，载有以黄芪及山药治疗消渴的论述："所有方中以黄耆为主药，为其能助脾气上升，还其散精达肺之旧也……又向因治消渴，曾拟有玉液汤，方中以生怀山药为主，屡试有效……且有单服山药以治消渴而愈者，以其能补脾固肾，以止小便频数。"

在从肾论治方面，可分治肾阴与治肾阳。治肾阴者，《景岳全书》中载："下消证，小便淋浊，如膏如油，或加烦躁耳焦，此肾水亏竭之证，古法用六味地黄丸之类主之，固其宜矣。……若淋浊如膏，兼热病而有火者，宜补而兼清，以加减一阴煎，或补阴丸、大补阴丸，或六味地黄丸加黄柏、知母之类主之。若下消而兼涩者，宜补宜利，以六味地黄丸之类主之。若下焦淋浊而全无火者，乃气不摄精而然，但宜壮水养气，以左归饮、大补元煎之类主之。若火衰不能化气，气虚不能化液者，犹当以右归饮、右归丸、八味地黄丸之类主之。若下焦无火而兼滑者，当以固肾补阴为主，宜秘元煎、固阴煎及苓术菟丝丸之类主之。”此类药物均为固肾补肾阴之代表方剂。

叶天士的《临证指南医案·三消》提出：“三消一症，虽有上、中、下之分，其实不越阴亏阳亢，津涸热淫而已。考古治法，唯仲景之肾气丸，助真火蒸化，上升津液。《本事方》之神效散，取水中咸寒之物，遂其性而治之。二者可谓具通天手眼，万世准绳矣。他如《易简》之地黄引子，朱丹溪之消渴方，以及茯苓丸、黄芪汤、生津甘露饮，皆错杂不一，毫无成法可遵。至先生则范于法而不囿于法，如病在中上者，膈膜之地而成燎原之场，即用景岳之玉女煎，六味之加二冬、龟甲、旱莲。一以清阳明之热，以滋少阴；一以救心肺之阴，而下顾真液。如元阳变动而为消烁者，即用河间之甘露饮，生津清热，润燥养阴，甘缓和阳是也。至于壮水以制阳光，则有六味之补三阴，而加车前、牛膝，导引肝肾。斟酌变通，斯诚善矣。”

论治肾阳，当以张仲景之八味肾气丸为主。后世《医贯》云：“下消无水。用六味地黄丸。可以滋少阴之肾水矣。又加附子肉桂者何，盖因命阳火衰，不能蒸腐水谷。水谷之气，不能熏蒸，上润乎肺。如釜底无薪，锅盖干燥，故渴。至于肺亦无所禀，不能四布水精，并行五经。其所饮之水，未经火化，直入膀胱……故用附子肉桂之辛热，壮其少火……八味丸诚良方也。”

五、中医治疗消渴，兼顾气血阴阳

孙思邈《备急千金要方》中载有治疗消渴的“除肠胃热实方”与“黄芪汤”，前者药用麦门冬、茯苓、黄连、石膏、葳蕤、人参、龙胆、黄芩、升麻、枳实、枸杞子、栝蒌根、生姜等，适合于气阴两虚热盛者；后者以黄芪补气，当归、芍药、大枣、生地、麦门冬、黄芩养血滋阴清热，生姜、桂心通阳散寒，甘草调和诸药，用于“治消中，虚劳少气，小便数”。“玉泉散”来源于叶天士所著《种福堂公选良方》，由葛根、天花粉、生地黄等组成，具有清热除烦、养阴滋肾、益气和中之功能，主治消渴，热病后期肺胃肾亏损。上述方药中，常伴有天花粉、黄芩、黄连等清热解毒之药，以除燥热之标。瘀血所致口渴、发热等症，可加入当归、川芎、桃仁、红花等药。

六、针灸疗法

关于消渴的针灸治疗，最早见于《内经》，其提出针灸天府穴位治疗消渴。如《灵枢·寒热病第二十一》：“暴瘅内逆，肝肺相搏，血溢鼻口，取天府。”到了唐代，人们对消渴一病有了更为深入的认识，《千金要方·卷二十一》也已明确指出：“凡消渴病经百日以上者，不得灸刺，灸刺则于疮上漏脓水不歇，遂致痈疽羸瘦而死。亦忌有所误伤，但作针许大疮，所饮之水皆于疮中变成脓水而出，若水出不止者必死，慎之慎之。”但《千金要方》又指出：“初得患者，可如方灸刺之佳。”可见消渴病证较轻者，可适度采用针灸治疗。《普济方》中记载：“治消渴口干，不可忍者，灸小肠俞百壮；治消渴咳逆，灸手厥阴，随年壮；治消渴，口干烦闷，灸足厥阴百壮，又灸阳池十壮。”这句最初出自《千金要方》。

现代医学认为，糖尿病患者容易并发各种感染症，创口不易愈合，故用针灸当慎重。历代针灸治疗消渴，循经多取膀胱经、任脉、脾胃肝肾等，分部取穴以足阴、口部、背部、腹部为主，并多以艾灸加强关元穴刺激。此外施治时机、留针与否、留针时间、疗程长短等对针灸治疗消渴也起着重要作用。

七、推拿疗法

消渴的推拿疗法主要在于治疗病变脏腑，旨在清热润肺、清胃润燥、滋阴益肾。具体方法可分为以下几类。

背俞穴捏揉法、点按法：首先在胸腰段背俞穴上寻找压痛敏感点，找到后即行捏揉法、点按法，时间大概为3—5分钟，得气为度。如无压痛敏感点，则在T8棘突下旁开1.5寸处施术。

拿揉四肢：拿法、揉法与按法交替施术，分别施术于双侧上、下肢。以肌肉丰厚处为重点，并辅以点按相关腧穴，如缺盆、极泉、臂臑、手三里、内外关、环跳、承扶、殷门、承筋、承山、足三里、上下巨虚穴等，每穴三次，得气为度，每侧上、下肢分别施术3—5分钟，最后以摆散法、扣法结束。

腹部综合手法：先以一指禅法推中脘、天枢、气海、关元穴，得气为度，继以摩法施术于全腹，大小摩腹同施，补泻相合，最后掌颤神阙，使腹部深层有湿热感为佳。若为上消，揉心俞、肺俞，摩腹以左章门、右梁门穴为主，大摩腹泻法，重按足三里、阳陵泉；若为中消，揉肝俞、胃俞，摩腹以中脘、建里为主，平补平泻，配点血海、三阴交；若为下消，揉命门、悬枢，摩腹以水分、中极、关元区域为主，平补平泻，肾阴虚横擦肾俞，肾阳虚则纵擦八髎。

八、饮食及其他疗法

孙思邈在论治消渴时，提到食疗法，认为“然此病皆由虚热所为耳”。“栝楼汁可长服以除热，牛乳杏酪善于补，此法最有益。”《外台秘要》中也提到：“凡积久饮酒，无有不成消渴，然则大寒凝海而酒不冻，明其酒性酷热，物无以加。脯炙盐咸，此味酒客耽嗜，不离其口，三觞之后，制不由己，饮啖无度，咀嚼鲊酱，不择酸咸，积年长夜，酣兴不解，遂使三焦猛热，五脏干燥。木石犹且焦枯，在人何能不渴。”可见，消渴病患者须戒酒。此外久服丹石并房事不节，阳强精走，肾阴虚耗，亦是消渴患病的主要病机，强调节制房事是预防糖尿病的重要措施。孙思邈还在长期实践中发现，消渴患者易罹疮痈，指出：“消渴之人愈与未愈，常须思虑有大痈，何者？消渴之人，必于大骨节间发痈疽而卒，所以戒之在大痈也，当预备痈药以防之。”

道教中的服食辟谷术，首创于战国时期。辟谷，其有“却谷”“断谷”“绝谷”“休粮”“绝粒”等别称，即不食五谷杂粮。《抱朴子内篇》云：“欲得长生，肠中当清；欲得不死，肠中无滓。”针对当时的社会状况，社会上层多喜食肥甘厚味，“膳用牲”并纵酒为乐。方士们已意识到其弊端，称其为“烂肠之食”。但辟谷并非完全不吃东西，往往也要服食一些具有滋补作用的药物，或服食高营养而难消化之物。辟谷过程中只是减少进食，并不是不食，不然“全不食亦凶，肠胃不通”。所进之食，只需保持基本营养需求，维持基本生理代谢即可，在一定程度上，避免或减少了因饮食不节导致的消渴病症。

在中国的历史长河中，中国古代医家通过药物、针灸、养生等疗法，针对消渴病的不同病机采取针对性极强的有效治疗方法，努力为消渴病患者减轻患病之痛苦，为保护民众的健康履行了医者的责任。

CHAPTER 02

第二章

新药发明　患者救星

第一节　科学合作　荣誉共享

1923 年，年仅 32 岁的加拿大科学家——弗雷德里克·格兰特·班廷（Frederick Grant Banting，1891—1941），因成功提取胰岛素，并发现它对糖尿病症状的神奇疗效，与约翰·詹姆斯·里卡德·麦克劳德（John James Rickard Macleod，1876—1935）共同获得了诺贝尔生理学或医学奖。班廷也因此成为年轻的诺贝尔奖获得者之一。

1916 年，班廷毕业于加拿大多伦多大学医学院。适逢第一次世界大战，他作为一名军医前往法国服役，并于 1918 年获陆军十字勋章。战后，班廷来到韦仕敦大学兼职讲授解剖学与生理学。当时的班廷对糖尿病与胰岛素了解并不深。一天，在为学生准备糖代谢的教案时，班廷看到了一份病例报告。这份报告提到，在胆结石形成中，如果阻塞了胰腺通向十二指肠的导管，就有可能引起胰腺萎缩，并且在动物实验中也观察到，结扎胰管也能引起胰腺萎缩。班廷推想，若模仿结石阻塞的状况，结扎动物胰管，使胰腺萎缩，再将胰腺提取物注射应用于糖尿病治疗，或可生效。

于是班廷放弃了现有的工作，去进行提取胰岛素的研究，并回到母校多伦多大学医学院寻求研究的帮助。他找到了母校最负盛名的生理学教授、糖代谢研究的专家——麦克劳德。两人过去并不相识。起初，麦克劳德教授并不看好班廷，认为他的想法过于天真。此前 30 多年，他们至少有 400 多次从胰脏里分离这种活性激素的尝试，结果无一不是失败的。而班廷在生理学方面的知识极为肤浅，又缺乏研究经验。可班廷的执着打动了他，最终，他同意了班廷的请求，给班廷提供了实验室和 10 只用于实验的狗，并为他选配了一位年轻的医学生作为助手——查尔斯·赫伯特·贝斯特（Charles Herbert Best，1899—1978）。

1921 年 5 月，班廷和贝斯特在实验室开展研究，班廷负责这项工作中的外科手术部分，而贝斯特则负责测定血液和尿液中糖的含量，以及葡萄糖和氮的比率。起初他们的实验并不顺利，短短两周内，就有 7 条狗在切除胰腺和结扎胰管手术中死亡。班廷只得自掏腰包，到市场上购买狗用于实验。他们先给一条狗做胰管结扎手术，待其胰脏萎缩后，通过手术摘取其胰脏，提取他们想要的物质，再注射到另一条糖尿病狗的静脉中去，通过检测其血糖水平，来判断他们提取的物质是否对糖尿病有作用。

通向伟大发现的道路总是坎坷的。实验用狗接连死去，资金逐渐耗尽，而实验许久却没有实质性进展。当第 92 号狗成为实验对象时，班廷和贝斯特终于等到了他们期待已久的结果：因糖尿病而濒临死亡的狗，在注射提取物后，血糖开始下降，并降到了正常水平。他们从而证明了得到的胰腺提取物有降低血糖、治疗糖尿病的作用。然而实验并没有结束，班廷将目光转向了屠宰场的牛，两人在实验中发现，胰管结扎手术并不是必要步骤，用酸化酒精破坏消化液，即可防止胰岛素被降解。进一步的实验表明，在注射牛胰岛素之后，糖尿病狗的血糖水平迅速下降。

1922 年，在麦克劳德的引荐下，生物化学家詹姆斯·伯特伦·科利普（James Bertram Collip，1892—1965）加入了实验小组，并找到了一个使提取液制备更纯、更有效的方法，为提纯胰岛素作出了巨大贡献。在解决了提取过程中的种种问题之后，实验小组提取出了足够纯净的提取液。为了验证从动物身上提取出的胰岛素是否适用于人体，班廷和贝斯特分别往自己体内注射了少量牛胰岛素，并证明了其安全性。随后，胰岛素被用于儿童和成年人的糖尿病治疗试验，事实证明，胰岛素对糖尿病有显著疗效。

1923 年班廷和麦克劳德共同获得了诺贝尔生理学或医学奖。后有资料显示，麦克劳德没有参加任何有关胰岛素的实验，全部研究工作都是由班廷与贝斯特完成的，麦克劳德仅仅作为实验机构负责人署名。对此，班廷心有不满，要求麦克劳德必须把奖金与助手贝斯特分享。于是，班廷将一半奖金分给贝斯特，麦克劳德亦将一半奖金分给科利普。1923 年加拿大议会授予班廷终身年金，并建立班廷研究基金，还在多伦多大学建立了班廷-贝斯特医学研究所，任命班廷为首任所长。

第二节　医学进展　新药命名

早在胰岛素被发现以前，医学界就已经确定胰腺和糖尿病有关，有科学家提出胰腺中的胰岛，或称“朗格汉斯岛”（islets of Langerhans），就是分泌降血糖物质的组织。1909 年，比利时医生约翰・德・梅耶（Jean de Meyer，1878—1934）提出将这种理论上存在的降血糖物质命名为胰岛素（insulin），他和很多医学家投身于寻找这种物质的事业当中，但由于胰腺外分泌的胰蛋白酶会破坏胰腺中的激素等原因，无人能够提取出真正的“胰岛素”。

当班廷和贝斯特通过实验得到了有降低血糖、治疗糖尿病的作用的胰腺提取物时，他们最先将其命名为 isletin，但是这个命名没有被固定使用，时常被“有效成分”（active principle）等没有特指的暂时性名称代替。1922 年，包括班廷和贝斯特在内的多伦多实验小组正式撰写了第一篇全面总结 insulin 研究的论文——《胰腺提取物对糖尿病的作用》。麦克劳德提议以岛（island）的拉丁词 insula 为构词基础，将胰腺提取物命名为 insulin，这个词语由表示岛的词根 insul-和医药用词中表示某些化学物质的后缀-in 构成。这种基于拉丁语的构词更加符合医学名词的构词风格。目前没有史料显示实验小组成员之间关于 insulin 的命名出现过争议，但是有研究者推测麦克劳德认为 insulin 这种基于拉丁词根的构词较 isletin 更为国际化，于是放弃了最初的 isletin 一名。医学英语及拉丁语专家谢大任在《医学名词字源》一书中将 insulin 划归为来自拉丁文而后缀变化的医学名词，他在该书导言中的一段论述似乎可以作为 insulin 较 isletin 更为国际化的论据："科学上所用名称几乎非拉丁字即希腊字。根据《巴塞尔解剖学名词》（*Basle Nornina Anatomica*）一书，内有整个拉丁原字四千五百余，拉丁文字拥有科学的国际语的称呼，实可当之无愧。"

在那篇宣告 insulin 诞生的论文中，作者写道："我们建议把这种提取物叫作 insulin。"那时 insulin 仅仅作为一种实验产物、药物的雏形存在，它是小牛胰腺的粗制提取物，含有杂质，并非完全契合它的名字。虽然有科学家提出并质疑了这一点，但是医学界还是普遍接受了 insulin 作为"胰岛分泌的激素"的含义。当世界上第一批生产商业化 insulin 的药厂在给自己的产品命名时，把 insulin 作为了一种药品概称，而非自己的独家商标①。在 20 世纪初 insulin 被引入中国时，它保留了上文提到的双重含义：既是胰腺分泌的降血糖的激素，亦是作为降血糖药物的胰腺提取物。

第三节　药企责任　工业生产

胰岛素的发现与提纯，是人类抗击糖尿病的历史上一座最为重要的里程碑。然而，要真正将胰岛素用于糖尿病治疗，还必须实现胰岛素的批量生产，从而造福糖尿病患者。在胰岛素的生产与普及过程中，制药企业发挥了不可忽

① 根据多伦多大学保存的资料，德国产的 insulin 商标为 Insulin Hoechst，美国礼来公司推出的 insulin 标出的是专门的商标 I'LETIN。1923 年生产于多伦多和 1924 年生产于诺丁汉的动物胰腺提取物均标有 insulin 字样。

视的作用，其中，礼来公司（Eli Lilly and Company）与诺和诺德（Novo Nordisk）作为最先接触胰岛素的两家药企，一方面成为胰岛素生产与普及的领头羊，另一方面又借此构建起了各自的商业帝国。胰岛素从发现、提纯到批量生产，挽救了许多糖尿病患者的生命，糖尿病从此不再是预示死亡的疾病。

一、礼来公司

1. 礼来公司的创立与发展

19 世纪中后期，美国南北战争结束之后，38 岁的退役军人礼来（Eli Lilly）上校回到印第安纳州，他在印第安纳波利斯的西珍珠街租下一栋砖房小楼后开始生产药品，1876 年，礼来公司正式成立，成立之初该公司的运营资金只有 1400 美元，员工也只有 3 人，其中还包括礼来上校 14 岁的儿子约书亚·礼来（Josiah Kirby Lilly Sr）。

礼来公司成立后，其早期主要产品是奎宁，奎宁是人类最早获得的单体药物之一，能够用于预防与治疗疟疾，由于当时的卫生条件落后，疟疾横行，在很长的一段时间里奎宁都是必需药物。面对巨大的市场需求，礼来的年销售额呈现爆炸式增长，在公司成立当年的年底，营业额便已经达到 4470 美元。到 1879 年，礼来的年销售额长了约 10 倍，达到 4.8 万美元。

礼来上校创办礼来公司的初衷源自对当时药品质量的不满，在那个神药满天飞、专利药遍地开花的时代，礼来公司是为数不多坚持生产高质量药物的公司。1898 年，礼来上校去世，其子约书亚继承了公司。约书亚掌管公司后，对药品的质量更加关注，后来该公司在印第安纳波利斯创办了药厂并开始大规模生产处方药，并率先在标签上注明了配方成分。这时的礼来公司已经成为一个年销售额超过 30 万美元的制药公司。在 19 世纪八九十年代，美国食品药品监督管理局（FDA）初具雏形，在行业中的威望也并不高，但约书亚是 FDA 的持续倡导者，在他的领导下，公司引入科学的管理理念，并组建研究部门，扩大销售队伍，开始做出口生意，到 1905 年，礼来公司的年销售额已达到 100

万美元。

在业绩快速增长的同时，礼来公司还先后成功开发了明胶胶囊、明胶包衣丸剂、含水果香精的口服液、糖衣片和含片等剂型，在此基础上，礼来公司探索自动化生产道路，是世界上最早实现自动化生产的制药企业之一。1917 年，礼来的印第安纳波利斯工厂每日就能够生产 250 万粒胶囊。不仅如此，为了提高效率，礼来公司还引入了流水线生产的概念，并在第一次世界大战期间，又相继建立了多个生产设施基地，并开始组建礼来生物实验室（Lilly Biological Laboratories）。

当多伦多大学的班廷发现胰岛素之后，他为自己的胰岛素提纯技术申请了发明专利，只要他将这一专利高价售出，成为富翁便指日可待。但班廷所关注的并非金钱，而是胰岛素的产量和质量，他认为只要早一天生产足够的胰岛素，就能够早一天治疗生死线上的糖尿病患者，而当时由于胰岛素的生产能力不足，不止一个危重糖尿病患者在班廷面前死去。这一时期的礼来公司已经发展到 1000 多名员工，有了足够的生产实力，于是它向班廷伸出橄榄枝，为仍在进行临床研究、治疗危重患者的班廷免费提供了大量的胰岛素。

约书亚是这样描述当时的情况的："我离开多伦多时，那里一滴药都没有了。班廷有很多的患者，他们一定陷入了困境。当我告诉他，我今天会给他提供 150 单位的胰岛素时，他靠在我的肩膀上哭了；当我告诉他，我第二天晚上会给他再寄 150 单位的胰岛素时，他立即破涕为笑，欣喜若狂。班廷是个好人，我们应该尽可能给他帮助。"

1923 年，班廷以仅仅 1 美元的价格，将专利出售给多伦多大学。多伦多大学又以非排他授权的方式允许礼来公司开展胰岛素的大规模生产和销售。于是"胰岛素之父"——班廷就这样将所发现的胰岛素专利以 1 美元的价格出售给了礼来。1923 年，礼来向市场推出了全球第一支提取胰岛素，并在当年卖出了 115 万美元的胰岛素，拯救了超过万名的糖尿病患者。1932 年，约书亚卸任了总裁的职务，他的儿子小约书亚（Josiah Kirby Lilly，Jr.）成为继任者，此时的礼来公司已经是年销售额达 1300 万美元的制药公司。

约书亚卸任后，与他的父亲礼来上校一样，成为慈善家，广泛活跃于各种慈善组织和基金会。由于礼来家族的“乐善好施”，早期的礼来公司名利双收。因此在 20 世纪 40 年代初期，礼来不仅发展成当时最大的制药公司，还成为当时美国最受人敬仰的制药企业。小约书亚上任之后，礼来的业务继续保持高速发展，在他担任礼来公司总裁的 16 年间，礼来的年销售额从 1300 万美元增加到 1.15 亿美元，员工规模从 1675 人增加到 6912 人。到 1950 年，礼来已经是一家年销售额达 1.59 亿美元的制药巨头。

1952 年，礼来挂牌上市，家族企业之路走到尽头。1953 年，非家族成员尤金·N. 贝斯利（Eugene N. Bessley）首次成为公司总裁，虽然小约书亚继续担任董事长，但对公司的干预越来越少。20 世纪 70 年代以后，礼来家族对公司的持股比例逐渐下降，直到渐渐淡出人们的视野，并且晚年的小约书亚也与其父亲和祖父一样，致力于慈善事业。

2. 礼来公司生产的胰岛素

早在第一次世界大战期间，礼来公司便开始布局生物药开发，并建立了生物实验室。1919 年，生物化学家乔治·亨利·亚历山大·克劳维斯（George Henry Alexander Clowes）成为该实验室的牵头人。就在克劳维斯掌管礼来生物实验室的第三年，加拿大多伦多大学科学家首次分离出胰岛素的消息传来，克劳维斯从这项诺奖级发现中看到了巨大的商机，于是积极与该大学的科学家合作，并获得生产许可。1923 年，礼来提取的胰岛素 iletin 开始上市销售。

由于提取胰岛素无法申请专利，在礼来推出胰岛素的同时，德国赫司特（Hoechst）和丹麦诺和诺德公司也开始生产提取胰岛素。为了延长天然胰岛素的疗效，减少患者注射次数，在 20 世纪 30 年代，丹麦科学家发现在胰岛素中混入鱼精蛋白可延长作用时间，而多伦多大学的科学家则找到“加锌”的方法，通过这两种手段制备的精蛋白锌胰岛素（PZI）的作用时间可长达 24—36 小时。然而，这种做法在延长药物作用时间的同时也延长了药物的起效时间，患者使用后出现餐后血糖控制效果不佳的问题。为了解决这一问题，人们又将普通胰岛素与精蛋白锌胰岛素混合，于是预混胰岛素诞生了。

由于无法化学合成，长期以来胰岛素只能从动物中提取，产能非常有限，加上提取工艺落后、运输环节也无法得到有效保障等因素，胰岛素在很长一段时间里，都只是富人才能享用的天价药物。1978 年，美国基因工程技术公司（简称基因泰克公司）通过基因重组技术首次生物合成了“人胰岛素”，让胰岛素的批量生产变成了可能。相比动物提取胰岛素，人胰岛素疗效和相容性都有优势。礼来当然也不愿错过这样的好机会，最终获得了重组人胰岛素的生产授权。1982 年，礼来的重组人胰岛素 Humulin（优泌林）获得 FDA 批准上市，于是礼来再次领先世界，成为首个销售第二代胰岛素的公司。

关于胰岛素的竞争非常激烈，优泌林上市不到两年的时间，诺和诺德公司的第二代胰岛素 NovoLin（诺和灵）也获得了 FDA 的批准。但是在 20 世纪 80 年代，因为生产工艺还比较落后，重组人胰岛素的市场并没有完全打开，直到 90 年代初期，优泌林的年销售额也没有超过 5 亿美元，诺和诺德公司的诺和灵也同样没有什么起色。90 年代后，重组人胰岛素开始逐渐增量，为了解决人胰岛素释放慢的问题，礼来于 1996 年推出了第一支胰岛素类似物——赖脯胰岛素 Humalog（优泌乐），其大幅降低了起效时间，成功改善了人们对餐后血糖的控制。随着赖脯胰岛素的上市，胰岛素的市场竞争开始转向第三代胰岛素。在优泌林和优泌乐的助力下，礼来的胰岛素产品销售额从 1990 年的 5 亿美元增加到 2000 年的 15 亿美元。

与诺和诺德公司利用重组酵母菌生产人胰岛素技术不同，礼来公司主要利用重组大肠杆菌生产人胰岛素。此外，礼来不但是第一个推出胰岛素的公司，还是第一个推出第二代和第三代胰岛素的公司。因此在 2000 年以前，礼来公司在胰岛素市场拥有绝对的统治力，并且在很长一段时间内，礼来的胰岛素在美国的市场占有率高达 90%。直到 21 世纪，由于诺和诺德上市了门冬胰岛素，礼来在速效胰岛素市场的竞争力陡然下降，之后礼来长期没有推出新型长效胰岛素，市场很快被赛洛菲上市的甘精胰岛素和诺和诺德的地特胰岛素挤占。到 2017 年，礼来在市场的占有率只剩下了 1/5，在胰岛素领域的优势已不再。

二、诺和诺德

1. 诺和诺德的创立与发展

1921 年，正当胰岛素的发现者班廷和贝斯特在加拿大公布他们跨时代的发现时，丹麦生理学家、诺贝尔奖获得者奥古斯特·克罗（August Krogh，1874—1949）[①]和他的夫人玛丽·克罗（Marie Krogh，1874—1943）正在前往美国耶鲁大学讲学的途中。玛丽对此消息非常感兴趣，因为她自己就是一名 2 型糖尿病患者，于是建议丈夫奥古斯特·克罗进一步联系多伦多大学。

因此，奥古斯特·克罗在美国讲学期间便开始给班廷实验室机构负责人麦克劳德写信，并且很快得到答复。1923 年，经过在多伦多的会面商谈，克罗夫妇带着在北欧地区生产销售胰脏提取物的授权回到了丹麦，并与汉斯·克里斯蒂安·哈格多恩（Hans Christan Hagedorn，1888—1971）博士合作，创立了诺德胰岛素实验室（Nordisk Insulin Laboratorium），该实验室还得到了利奥制药（LEO Pharma）创始人奥古斯特·孔斯特德（August Kongsted，1870—1939）[②]的资金支持。

1922 年 12 月 21 日，奥古斯特·克罗和哈格多恩利用牛胰脏制备了少量的胰岛素。1923 年春，他们的第一位糖尿病患者接受了这些胰岛素的注射，随后他们开始上市销售这种胰岛素产品，诺德公司得以正式创立。

当奥古斯特·克罗和哈格多恩准备量化生产胰岛素时，他们一致认为哈拉尔·彼泽森（Harald Pedersen）是制造胰岛素生产设备的最佳人选。哈拉尔是一个极具天分的发明家，他原本是一名铁匠，后来成了一名机械学家，并来到

① 奥古斯特·克罗：哥本哈根大学动物生理学系教授，生理学领域中许多研究的奠基者之一，因为发现了骨骼肌里面的微血管调控机制而获得 1920 年诺贝尔生理学或医学奖。

② 奥古斯特·孔斯特德：丹麦药剂师。

了奥古斯特·克罗的实验室负责实验室设备的管理。哈拉尔的弟弟托瓦尔·彼泽森（Thorvald Pedersen）是一名药学家，1923 年也受聘于诺德公司，负责分析胰岛素生产相关的化学制备工艺。彼泽森兄弟在诺德工作的时间并不长，由于哥哥哈拉尔与哈格多恩关系不和睦，1924 年哈格多恩开除了哈拉尔，托瓦尔也追随兄长离开了诺德公司。

随后，由于掌握了那个年代最先进的胰岛素提取技术，彼泽森兄弟开始自己研制胰岛素，并于 1924 年制备了稳定的胰岛素液态制剂，将其称作“诺和胰岛素”（Insulin Novo），同时哥哥哈拉尔还发明了一种特殊的注射器，方便病患给自己注射正确剂量的胰岛素，这种注射器沿用至今，被称作诺和针（Novo Syringe）。取得这些成就后，彼泽森兄弟想要与诺德合作，将自己的胰岛素产品推向市场，但遭到了诺德公司的拒绝，于是兄弟俩决定自主创业，成立了诺和治疗实验室（Novo Terapeutisk Laboratorium），并于 1925 年 2 月开始销售诺和胰岛素与诺和针。

自此，两家胰岛素公司开始了长达数十年的竞争，尽管诺德公司拥有全球最好的胰岛素提炼技术，但哈格多恩终其一生都没能成功使这些药品走出北欧市场。直到 1971 年他离世，诺德公司的年销售额仅为 2000 万丹麦克朗，并留下了一大堆财务危机，后任首席执行官（CEO）亨利·布伦尼姆（Henry Brennum）临危受命，接手公司后便开始一系列的改革创新。在他的努力下，诺德公司十年之内的年销售额增长了 35 倍，增长到约 7 亿丹麦克朗。到 1989 年，诺德公司终于成为世界第三大胰岛素制造商和世界最大的人生长激素制造商和出口商之一。

诺和公司的发展则比诺德公司要顺利很多，在其成立十年之际便将自身研发的胰岛素源源不断地销往 40 多个国家与地区，在获得利润的同时，诺和公司持续将大比例的利润注入其研发工作，发明了一代又一代新的胰岛素剂型。1937 年，药剂师克努兹·哈拉斯-默勒（Knud Hallas-Moller）加入诺和，在他的领导下，诺和公司研发能力不断加速攀升，并先后研制出慢胰岛素系列、单组分胰岛素和人胰岛素，这奠定了诺和公司在行业内的先锋地位。到了1989年，诺和已经成为世界上第二大胰岛素制造商和世界第一大工业用酶制造商。同年，两家公司最终合并，成为一家公司，即诺和诺德公司。直至今天，诺和诺德仍旧是世界上最大的胰岛素生产商。

2. 诺和诺德生产的胰岛素

在20世纪30年代中期，制药公司生产的胰岛素都是短效和酸性的，患者需要每日进行多次注射，以确保血糖得到满意的控制。1936年哈格多恩和诺曼·延森（Norman Jensen）发现鱼精蛋白可以起到延缓胰岛素释放的作用，于是，他们首次将碱性的鱼精蛋白与酸性的胰岛素混合，生产出了鱼精蛋白胰岛素，从而延长了胰岛素的作用时间。1946年诺德公司使用结晶的方法成功生产出了世界上第一支中性鱼精蛋白胰岛素，并以哈格多恩的名字命名为Neutral Protamine Hagedorn，简称NPH，其中N代表中性，P代表鱼精蛋白，H代表发明人哈格多恩。20世纪50年代，诺和公司的哈拉斯为了提高胰岛素产量，延长其有效性，经过多年努力，研制出慢胰岛素系列。20世纪80年代前后，诺和公司又相继制造出了单一成分的胰岛素，该胰岛素是最为纯净的胰岛素制剂，称作单组分胰岛素。诺和公司的施利克特克鲁尔（Schlichtkrull）在1979年的一份公报中对单组分胰岛素进行了如下定义："单组分"或MC这一术语，被选择用于表示在胰岛素制剂中，不存在污染物，即在这种规格的胰岛素制剂中，不应该允许有在数量上足以诱发糖尿病患者出现任何不良的生物反应的其他物质（表2.1）。

表2.1　胰岛素制剂发展史

时间	类别
1923年	第一代胰岛素
20世纪30年代	第二代胰岛素（结晶胰岛素）、PZI
20世纪40年代	NPH
20世纪50年代	慢胰岛素系列
20世纪70年代	第三代胰岛素（单峰胰岛素）

续表

时间	类别
20 世纪 70 年代末	半合成人胰岛素、生物合成人胰岛素
20 世纪 80 年代	第四代胰岛素（单组分胰岛素）
20 世纪 90 年代	超短效人胰岛素类似物、长效人胰岛素类似物

在胰岛素被发现后的 60 年时间里，人胰岛素一直未能用于治疗糖尿病，对于不同物种（牛、猪、人）胰岛素会带来什么样的影响以及产生哪些副作用等问题，在当时存在很多争论。于是在这些争论的激发下，诺和公司启用了新思路，开始从动物胰岛素的生产转向更加安全可靠的人胰岛素的生产。

1981 年，诺和公司首先引进了人胰岛素商业化生产，刚开始公司使用猪胰岛素作为底物进行“半生物合成技术”，这是当时科学界形成的一个共识，即猪的胰岛素和人的胰岛素相比，不同之处仅在于一个氨基酸。于是，诺和公司研发出一种化学方法，即对猪的胰岛素进行改造，产生出的新胰岛素和人自身的天然胰岛素不差分毫。同年，大西洋彼岸的竞争对手——礼来公司也采用基因泰克公司的技术开发出了重组人胰岛素产品（表 2.2）。

表 2.2 胰岛素与诺和诺德发展历史①

时间	事件
1921 年	多伦多大学的研究人员班廷和贝斯特首次成功地从狗的胰腺中提取出胰岛素
1922 年	伦纳德·汤普森（Leonard Thompson）年仅 14 岁，体重 29 千克，他是第一位接受胰岛素治疗的糖尿病患者，注射了班廷和贝斯特提取的胰岛素（深棕色黏液）后，血糖水平出现下降
1923 年	克罗夫妇将提取和纯化技术从加拿大带回丹麦，此后诺和实验室开始胰岛素的商业化生产
1946 年	哈格多恩首次发现长效中性动物胰岛素。长效中性动物胰岛素延长了胰岛素的效用，糖尿病患者因而可以减少胰岛素的注射次数
20 世纪 60 年代	人们发现有若干类型的糖尿病，最常见的是 2 型糖尿病，占全部病例的 90%，医学创新的重点开始转移到判别不同类型糖尿病的不同特点上。此后不久，第一批专门治疗 2 型糖尿病的药物问世；开发胰岛素泵

① 诺和诺德.胰岛素 100 年. https://www.novonordisk.com.cn/insulin-100-years.html[2024-12-30].

续表

时间	事件
20 世纪 70 年代	便携式血糖仪开始出现，糖尿病患者足不出户，使用血糖试纸即可管理病情
20 世纪 70 年代	糖化血红蛋白（$HbA1_C$）可以反映人体 120 天内的平均血糖水平，成为评估糖尿病患者血糖管理的主要手段
1982 年	第一支商业化生产的基因重组人胰岛素推出。人胰岛素是使用重组 DNA 技术创造的第一个治疗性蛋白，它与人体产生的胰岛素相同，被高度纯化，可实现大规模生产，大大提升药物可及性
20 世纪 80 年代	胰岛素泵得到广泛应用，确保糖尿病患者能够每天按需补充胰岛素
1985 年	研制出第一支胰岛素笔式注射器，胰岛素患者从此摆脱玻璃注射器，可以每天数次精确地自行注射正确剂量的胰岛素，大大提高了糖尿病患者的生活质量
1996 年	研制出第一代胰岛素类似物。胰岛素类似物是一系列速效、长效和预混制剂，其作用是使人工胰岛素更接近人体自然释放的胰岛素
1999 年	美国 FDA 批准了第一台连续监测血糖水平的设备
2005 年	研制出首个 GLP-1 受体激动剂，用于治疗 2 型糖尿病。GLP-1 类药物能刺激胰岛素自然分泌、降低食欲、减少食物摄入，从而降低血糖水平
2008 年	研发出 GLP-1 类似物利拉鲁肽
21 世纪初	研制出新一代胰岛素类似物。超长效胰岛素通过延缓药物释放过程，减少了注射次数和患低血糖的风险
2019 年	研制出首个口服 GLP-1 受体激动剂，用于治疗 2 型糖尿病，这是扩大糖尿病治疗选择的一项重大突破

随着基因工程/重组脱氧核糖核酸（DNA）技术的发展，利用微生物（如细菌和酵母菌）使生产人胰岛素成为可能，诺和诺德公司采用了这种“生物合成技术”。利用重组酵母菌生产人胰岛素是目前诺和诺德公司的一大特点，酵母菌可以在仅含有葡萄糖、维生素和一些盐的简单基质中生长，并且能够向生长基质分泌胰岛素，在这个过程中，仅有少量的蛋白质被分泌到周围环境中，并且不会分泌对人体有害的物质，再加上酵母菌生长稳定，增殖速度快，能够分泌近乎完整的人胰岛素分子，其具有非常完好的三维结构空间，当胰岛素的前质物质被分泌时，所有的折叠和胰岛素二硫键都已经被正确地合成了。

CHAPTER 03

第三章

西药汉译　国人认知

胰岛素的发现对于糖尿病患者来说具有重大意义。20 世纪 20 年代，加拿大多伦多大学的班廷等成功地从动物胰腺中提取了 insulin，随之，商业生产的 insulin 投入市场。中国医学界自 1923 年开始引入 insulin 的概念，也开始了对之进行中文译介。伴随着中国医学、科学名词的翻译及统一工作的逐渐开展，insulin 的译称几经变化，最终得名为“胰岛素”。本章对 insulin 在中国得名胰岛素的过程进行了初步研究，并对其中涉及的医学、科学名词的翻译和统一过程也进行了一些讨论。希望能够从 insulin 的翻译、演变过程，勾勒出西方医学在中国的引进和传播过程，以及国人对西方医学的认知和接受过程。

第一节　西医传入　汉译名词

在介绍 insulin 的中文翻译之前，首先有必要对 20 世纪 20 年代的中国医学名词翻译情况做一简要回顾。西方医学在中国传播的过程中，对医学名词的翻译、统一一直都是一个重要且颇受关注的问题。早在 19 世纪末，中国已有十余种医学名词汇编，但译者大都各执己见，缺乏统一的名词翻译。医学术语因译者而异以及缺乏统一性的状况严重影响了中国的西方医学教育和传播。为此，1890 年，中国医学传教协会（China Medical Missionary Association，简称博医会）在上海召开第一次大会，成立了术语委员会，着手审定标准医学术语。1915 年，中华医学会成立，其之后也积极地投入到医学名词的统一工作之中。1916 年，由博医会、中华医学会、中国医药学会和江苏省教育会四个团体代表组成的医学名词审查会举行第一次会议。1918 年，医学名词审查会经教育部批准，更名为科学名词审查会，开始致力于范围更广的科学名词统一工作。

《高氏医学辞汇（第十版）》的凡例中记载：中国医学名词审查会，“每次开会预先函请教育部派代表参列。至民国七年七月召集第四次会议时，国人咸重视此会，而教育部亦以统一各科学名词相期望，并予以津贴，于是扩充范围，改组为中国科学名词审查会。国内学术团体加入者逐年递增，此为科学名词审查之史略，亦本书历次增订之根据”。可见科学名词审查会在学术团体中具有相当的号召力，加之教育部对科学名词审查会提交的名词进行不定期的审定和颁布，可以说科学名词审查会是个半官方的、在学术界颇有影响的机构。

1921 年，科学名词审查会提出了审定科学名词的准则：①宜多用二字及以上，少用单字，因单字同音异义者多，易混淆；②立新名不造新字；③名词取其应用，不可有雅俗成见，旧词与新意相合者应尽量采用，不可再定新名；④我国无相当之固有名词，可按意义翻译原词；⑤音译，多为不得已之办法，以药名居多，如吗啡、海洛因等；⑥造新字，多见于化学名词，但要有极严密的原则。

由此可知，insulin 传入中国之时，中国就已有了科学名词审查机构，并对医学名词翻译亦有了一些较为明确的规定。

第二节　接受新知　insulin 译名

一、insulin 的中文译名

1923 年 2 月，美国礼来公司在全球率先开始大规模生产 insulin。1923 年 3—4 月的《博医会报》（*The China Medical Journal*）上刊出了第一篇详细介绍关于 insulin 的发现、作用机制的文章[①]。几乎同时，1923 年 4 月的《中华医学

① 《博医会报》由博医会主办，是中国近代较有影响力的英文医学期刊，1932年与《中华医学杂志（英文版）》合并。

杂志》刊出了《岛精》一文，其中将“岛精”定义为“人工制成之胰岛内液”，但作者显然也并未将“岛精”一词限于药物层面，在后文又补充了它的第二种含义，即“糖尿病者体内缺乏岛精，故仅能利用极小量之炭氢化合物”。该文是目前所见文献中最早以中文对insulin进行介绍的文章，因此“岛精”一词亦为所见最早的insulin的中文译称。

尽管科学名词审查会当时已经对如何进行科学名词翻译做出了一些规范，但是早期对insulin的翻译还是颇为混杂的，包括：岛精、岛素、胰岛精、胰岛素、英斯林、因苏林、因苏宁、因所林、因素林、英疏林。insulin相关翻译可见表3.1。

表3.1　insulin相关翻译

译称	刊登杂志	论文题名	时间	卷期
岛精	《中华医学杂志》	《岛精》	1923年	第9卷第4期
英斯林	《中华医学杂志》	《糖尿病之药物疗法》	1923年	第9卷第4期
胰岛精	《协医月刊》	《糖尿病》	1924年	第1卷第3期
因苏林	《通问报：耶稣教家庭新闻》	《因苏林对于治疗糖尿病近今之范围》	1924年	第1085期
因苏宁	《同德医药学》	《因苏宁Insulin专论》	1924年	第7卷第2期
因所林	《民国医学杂志》	《糖尿病与因所林》	1925年	第3卷
因素林	《民国医学杂志》	《糖尿病》	1926年	第4卷第1期
胰岛素①	《中华医学杂志》	《依比氏原理治疗糖尿病之经验》	1929年	第15卷第1期
英疏林	《科学的中国》	《糖尿病与英疏林》	1934年	第3卷第7期
岛素	《中华医学杂志》	《糖尿病之简易实用治疗法》	1935年	第21卷第10期

从语言学的角度讲，一种语言如果接受外来新概念，一般有两种方法：“译”与“借”。具体来说，“译”包括既有语词的“移译”和新造语词的“对译”。如果新造的译词是复合词，还可以分为直译、意译和混合译。直译法，

① 根据1926年《高氏医学辞汇》收录“胰岛素”作为insulin翻译之一来推断，“胰岛素”这一名词出现应早于1929年，但笔者目前尚未能找到相关期刊、书籍。

即先将源词分解成意义单位——语素，然后在目的语言中找出与之对应的语素，再将这些语素结合成一个复合词。意译法主要指忠实源词的含义，以传递信息为第一要素。混合译法兼有直译和意译的特点。“借”则是借用外语的音或形，可细分为“借音词”（即音译词）和“借形词”。

由此可以将 insulin 的译称分为两类。直译类词汇包括岛精、岛素、胰岛精、胰岛素；音译类词汇包括英斯林、因苏林、因苏宁、因素林、因所林、英疏林。

二、insulin：“精”与“素”

1926 年出版的第五版（订正重印版）《高氏医学辞汇》中给出的 insulin 翻译如下：胰岛素、胰岛激素、岛素、因苏林。关于几个翻译的排列顺序，辞典中专有备注：一原文名间有二三译名者，其应用以先后为序，或有译意微有出入者，则多属未经审查或已审查而认为不甚满意之名词。

“岛精”的翻译出现较早，而且在 1926 年之前的医学期刊中出现频率颇高。“岛精”“胰岛精”两词在医学翻译家编撰辞典时均被摒弃，分析其原因应是与字义有关。有译者认为“岛精”这一翻译是最优的：“Insulin 一名，有照音译为因苏林者，有照意译为胰岛素者；接字原拉丁文 Insula 乃岛屿之义，In 为精华之义，故译作岛精较为简括而确实。”最早提出“岛精”这一翻译方法的高镜明亦解释说：名为“岛精”，是取由胰腺吸取的精制品之意。

取“精”“素”二字来看，“素”在汉语中的解释为构成事物的基本成分、原质，如元素、因素等；而“精”则是指凡物的纯质、经过提炼后品质精纯的物品，如酒精、糖精、香精。insulin 只是胰岛分泌的激素之一，与“精华”一说并不一致，且人们早期一直都没有得到过它的纯净制品。直到 1926 年，才由美国化学家约翰・雅各布・亚伯（John Jacob Abel，1857—1938）首次从动物胰脏中提取到胰岛素结晶。因此从翻译的准确性来说，“精”字并不及“素”。

三、insulin：“岛”与“胰岛”

1930 年，《高氏医学辞汇》的主编高似兰去世后，由医学名词和出版委员会的鲁德馨和孟合理（Percy Lonsdale Mcall，1869—1937）继续编辑该书。1931 年第七版《高氏医学辞汇》中对 insulin 一词给出的翻译是：胰岛素、因素林、胰岛激素（这三个翻译，仍以先后为序，首推胰岛素）。

从以上翻译中可以看出“岛素”的译称在此版本中被删除。医学术语反映医学事物要有依据，其依据来源于两个特点：一类是本质的特点，一类是表象的特点。例如，“胰岛”是根据在胰脏中像小岛似的组织而得名的，是一个反映医学事物表象特征的术语。而“胰岛素”和“岛素”同时都应该是反映医学事物本质特征的术语，即从胰岛中分泌的物质。insulin 中的 insul-虽然可以直译为“岛”，但是因为此“岛”位于胰腺中，所以译为“胰岛”更佳。就准确性来说，“胰岛素”较“岛素”更胜一筹。

当然，早期一些学者采纳了“岛素”的翻译，是因为“胰”这个字本身还处在审查未定的状态，毕竟直到 1934 年，国民政府组织的科学名词审查会才从“脏”“膵”“胰”三个待选字中选定汉字“胰”来对应翻译 pancreas（胰腺）。

四、insulin：音译与直译

本书最初列举的 insulin 的音译名词有 6 种，这种现象在音译产生的名词中是颇为常见的，如 chocolate（巧克力）在汉语中至少有 12 种不同的音译形式。

民国学者宋国宾这样评述医学名词的音译：“（一）汉字有义者多，以有义的汉字，译无义的本名，会使读者望文生义，发生误解。（二）中国同音的字太多，以致一个原文，有数个华译，弄得阅者们不知是一是二……（三）中国有音无字者亦多，译起来总不免似是而非，不能确合。”

从医学名词审查会到科学名词审查会，尽管术语的音译原则一直不被提倡，但是“因素林”这个译名还是保留了相当长的时间。究其原因，可能是如下两点。一则借词有它独特的优势："借词依靠音转写形成，省时省力；借词形成时并没有被赋予意义，只是一个'空'的容器，因此没有旧有词汇体系的附着物。借词的词义由语言社会使用者共同充填，从理论上来说，可以最大限度地接近源语言的意义。"二则科学名词审查会确曾容许以音译来翻译药名。

音译虽然是一种丰富自身词汇很好的方式，但在汉语翻译方面仍然存在一些困难。汉语很难用相同的方法从外部世界吸收重要的概念。这是因为一种语言吸收其他语言的能力与两者之间的相似程度成正比，汉语与西方语言差异较大，只能以汉语独特的方式缓慢吸收。汉语中大量方言的存在也增加了音译的困难。

正因为汉语的表意文字系统和西方语言文字系统差异巨大，音译词还必须有一个经过字形的吸收过程。在汉语中，字的音和形之间总是有着强烈的语义关系，语言使用者在语音层面所限定的范围内，总是倾向于选用在组合中具有语义价值的词。针对只表示语音的组合，有的翻译者通过增加某种偏旁来增加语义，如咖啡（coffee）中的"口"；或通过偏旁来表示词义类属，如葡萄（grape）中的"艹"。有的音译词可被称为"音译兼意译词"，其中的字既表示语言又表示词义，如几何（geometry）。因苏林、因素林等音译词都不具备这样"传神"的音形之间的语义关系，所以这两种译称最终没有延续下来也是情理之中的事情。

五、insulin：官方定名

1931 年，科学名词审查会针对"各科名词，既系分别起草，故重复雷同之处，极为繁多"，对医学名词进行了整理归并，是年编撰出版了《医学名词汇编：拉英德汉对照》，该书中列举了 insulin 的英、德、日文名（日本采取了音译），最后决定以"胰岛激素"为中文名。

南京国民政府成立后，科学名词审查的责任被移交到教育部编审处。1932 年 6 月，教育部成立国立编译馆，专门从事教科书审查、名词编订、辞典编订、图书编译等工作。科学名词的审定统一工作步入全新阶段。

1932 年，国立编译馆出版了《药学名词》，这是第一次由官方组织给出 insulin 的拉丁、德、英、法、日及中文名，在旧译名一栏中列出了“岛素、胰岛素、胰岛激素、因苏林”四个名称，最终的决定名是“胰岛素”。至此，胰岛素作为 insulin 的唯一译称得到了官方认可。

第三节　insulin 汉译多变　西医传播坎坷

一、汉字“素”的选用

insulin 翻译为“胰岛素”，舍去“精”而选择“素”的过程在某种程度上代表了中国医学界对西方医学的理解和再次认识。不仅“岛精”这一翻译被“胰岛素”取代，而且 1925 年在《中华医学杂志》中出现的“甲状腺精”“肾上腺精”等翻译在《高氏医学辞汇》中均逐渐被“肾上腺素”“甲状腺素”取代。这仿佛昭示了医学名词的一种翻译模式：许多人体分泌、摄取的物质或含有这些物质的药物均可划为“素”的行列。来自化学元素的“素”似乎比五谷精微的“精”更多地带有西方医学气息。从表 3.2 中可以看到，许多以“-in”结尾的医学单词采用了“素”的翻译。

表 3.2　insulin 翻译过程中汉字“素”的选用

时间	出版部门	书籍名称	insulin	adrenalin	thyrine	vitamin
1926 年	中国博医会	第五版《高氏医学辞汇》	胰岛素、胰岛激素、岛素、因苏林	副肾素、肾上腺素	甲腺内泌素、甲腺精	维生素、生活素、维他命
1931 年	中国博医会	第七版《高氏医学辞汇》	胰岛素、因素林、胰岛激素	副肾素、肾上腺素	甲腺内泌素（thyroxin 译为甲状腺素）	维生素、生活素、维他命

续表

时间	出版部门	书籍名称	insulin	adrenalin	thyrine	vitamin
1939 年	中华医学会	第九版《高氏医学辞汇》	胰岛素、因素林、胰岛激素	副肾素、肾上腺素	甲腺内泌素（thyroxin 译为甲状腺素）	维生素、生活素、维他命
1949 年	中华医学会	第十版《高氏医学辞汇》	胰岛素、因素林、胰岛激素	副肾素、肾上腺素	甲腺内泌素（thyroxin 译为甲状腺素）	维生素、生活素、维他命

二、insulin 的含义扩充

在第九版和第十版的《高氏医学辞汇》中，insulin 的翻译既采用了科学名词审查会的“胰岛激素”，又采用了国立编译馆的“胰岛素”，而且保留了第七版的“因素林”的翻译，即翻译为三种形式：胰岛素、因素林、胰岛激素。

编者们将“胰岛素”设为首选翻译，而又坚持保留“因素林”这一翻译的行为不无道理。20 世纪 50 年代，语言学家在考察外来词时，对“因苏林”解释如下：①胰岛素，分子式为 $C_{90}H_{150}O_{24}N_{22}S_2$；②一种从牛、羊等的胰脏中提取的医治糖尿病的皮下注射剂。初看来，此两点解释很符合 insulin 的双重含义：既是激素又是药物。这似乎恰说明了音译词“因苏林/因素林”已在应用中被赋予了词义，是“因苏林”这一翻译足以采信的理由。

但是我们可以发现，“因苏林/因素林”这一音译词已被限制在动物脏器制剂 insulin 的历史时段。而“胰岛素”一词，随着人们对糖尿病的进一步研究，出现了更多的扩充含义：proinsulin 胰岛素原、globin zinc insulin 珠蛋白锌胰岛素等。在权威医学著作《希氏内科学》中，提到“胰岛素”，不仅仅指人的胰岛分泌的激素，还可以指代包括动物脏器制剂胰岛素、基因工程生产的人胰岛素、胰岛素类似物等在内的所有胰岛素类药物。随着医学科学的发展，原有医学翻译名词将会面临着词义的变化与扩充。因此，这种词义是否具有扩充的空间，也是对医学名词的中文译称的一种检验。

三、医学名词统一的困难

在收集史料的过程中，我们发现医学名词的翻译和统一似包含学界和民间两个途径。本书以 1923—1949 年的《中华医学杂志》和《申报》中对 insulin 的译称为例做一简单对比。

由中华医学会主办的《中华医学杂志》是中国近代史上重要的医学期刊，是自 1915 年创刊至今中文医学期刊中刊龄最长、在国内外影响较大的医学科技期刊之一，也是中国医学期刊中最早被世界著名医学检索系统收录的核心期刊，可以作为专业类期刊的代表，以体现近代医学的发展过程（表 3.3）。《申报》是中国近代创办最早、存续时间最长的中文日报，它记载了近一个世纪中国社会的变迁和发展（表 3.4）。

表 3.3 《中华医学杂志》的 insulin 翻译统计

出现时间	insulin 对应的中文翻译
1923 年	英斯林
1923—1927 年	岛精
1929—1930 年	胰岛素
1933 年	胰岛素
1935 年	岛素①
1936 年	因素林

表 3.4 《申报》的 insulin 翻译统计

出现时间	insulin 对应的中文翻译
1924 年	岛精
1926 年	因苏林
1928 年	因苏林
1930 年	因苏林
1933 年	岛素
1934 年	因素林

① 岛素出现在1935年第10期《中华医学杂志》之《糖尿病之简易实用治疗法》一文中，但该文中同时采用了胰岛素、岛素两种翻译。

续表

出现时间	insulin 对应的中文翻译
1935 年	岛精、胰岛素、因苏林、因素林
1936 年	岛精、胰岛素
1937 年	岛精、岛素、胰岛素、因苏林
1939 年	岛素、因素林
1941 年	岛精、因素林
1942 年	因苏林
1944 年	因苏林
1946 年	胰岛素、因苏林、因素林
1947 年	因苏林
1948 年	胰岛素

1929 年以后,《中华医学杂志》多以“胰岛素”作为 insulin 的翻译,偶有“因素林”一类的音译出现,鲜有“岛素”“岛精”的译称。根据《申报》的统计表格,可以看出《申报》中 insulin 的翻译名词种类和专业期刊基本是一样的,但是各种译称出现的时间及频次却完全看不出 insulin 的翻译受到了医学名词统一工作的影响。考虑到当时大力推行医学名词审查统一工作的博医会和中华医学会都在上海,不能不说医学名词的审查统一工作在中国民间的影响着实是有限的。

有学者对教育部仅依据科学名词审查会的审查意见就颁布科学名词的行为颇有微词:“科学名词审查会,若把审查的结果,贡献社会,鄙人自然很欢迎很感谢的;但现在会中却把审定的名词,呈请教育部颁布,这个是什么意思,鄙人却不很明白。难道学术团体的议决案,在社会上的信仰力,还不及官厅的一纸文书吗?……现在教育部审定教科书,有时遇着书内的科学名词,和审查会审定名词,偶有歧义,就批令修整。照这种情形看来,那末审查会审定的名词,竟可以算是‘科学官名词’了。……现时的教育部,还是和科举时代的礼部一样,岂不奇怪?”

科学名词审查统一的过程还牵涉到名誉、利益之争,这一点在化学名词审查中尤为明显。“当时到会之专家，颇多过视译名之重要，争思推行已案以扬名”。“当时政府威信日见衰落，故科学名词审查会所定之名词，虽经教育部颁布，始终并未得普遍推行。惟该审查会之重要人员，多系中国科学社社员，故凡与该社接近者，类多先后采用此项名词。而与此种势力相抗最烈者，则为上海商务印书馆……”

很多学者认为早期科学名词统一工作的不利与当时政府的执政能力有限有关，直到 1932 年官方机构——国立编译馆的成立才开启了科学名词审定的新纪元。1933 年到新中国成立前夕，科学名词审定工作取得较大成绩，科学名词渐趋统一。

在国立编译馆中，审查编译医学名词的许多主要委员名单都与早前的科学名词审查会成员有所重合，《高氏医学辞汇》的编撰者亦成为国立编译馆医学名词审查的领军人物。然而，对比 1931—1932 年的 insulin 等名词的翻译可见，各药学名词的确定译称仍有一定差异（表 3.5）。

表 3.5　对 insulin 等名词的翻译

时间	出版部门	书籍名称	insulin	adrenalin	thyroxin	vitamin
1931 年	中国博医会	《高氏医学辞汇》	胰岛素、因素林、胰岛激素	副肾素、肾上腺素	甲状腺素	维生素、生活素、维他命
1931 年	科学名词审查会	《拉英德汉对照医学名词汇编》	胰岛激素	肾上腺素、肾上腺内泌素[①]	甲状腺素	维生素
1932 年	国立编译馆	《教育部公布药学名词》	胰岛素	副肾素	甲状腺素	—

要让所有科技界人士同意一个译名本就不易，让科技界之外的人遵照使用这个译名更难。因此由官方主导科技译名统一工作，并由官方采取一定的措施来保证标准译名被遵照使用，还是有必要的。但是，鉴于科学知识增长的速度以及在全球流通的速度都日渐增快，即便是新中国成立后拥有了强有力的

① 此版《医学名词汇编：拉英德汉对照》中无 adrenalin 一词，仅有 adrenalinemia。

名词审定组织，科学名词翻译、统一的困难也是译者和科学家们一直面临的问题。

中国的科技名词审查始于医学名词。纵观 insulin 一词的翻译过程，可以看出医学等科学名词的翻译、统一着实是一个复杂的过程，由于牵涉因素繁多，需要具有专业学识、恰当的翻译能力、语言学知识的译者给出恰当的翻译；需要科学共同体的成员讨论、审核来筛选出公认的适宜的翻译予以保留、推广；需要政府力量的支持以进一步完善名词的遴选、推广，必要时甚至需要官方立场的干预。伴随着知识的增长和科学译名本身含义的扩充、改变，以及科学界、民间对科学译名的认识、运用，上述过程可能需要反复重演，最终才能确定一个适合中国文化的专业科学名词。

从 insulin 到“胰岛素”，是西方医学的“中文化”，也是中国医学界对西方医学理解转化后的“中国化”。一个汉字的选择，表面看是文字的差异，实质上是一种医学理念的体现。一个术语的确立，也可能是民间、学术团体、政府多方力量权衡的结果。从 insulin 到“胰岛素”，既是一个医学名词的翻译过程，也是西方医学在中国引入和传播、认知和接受的缩影。

CHAPTER 04

第四章

西医新理　新法治病

“胰岛素”这三个字，既代表人体内存在的一种物质，也代表一种药物，更代表一种全新的概念。

20 世纪初，作为药物的胰岛素，伴随着糖尿病和胰腺内分泌功能的实验研究而诞生。1922 年，胰岛素在北美投入临床试验，将许多性命垂危的糖尿病患者从死亡线上救了回来，但是当时没有人知道这种从动物胰腺中提取的神奇物质到底是什么。1923 年，胰岛素传入中国。当时中国医学界对胰岛素知识的了解几乎为零，面临着与全世界的同行同样的挑战——解开胰岛素之谜。它适用于何种病情的糖尿病患者？如何使用？会有怎样的副作用？是否适合中国人？是否可用于治疗其他疾病？

胰岛素进入中国，还面临着比北美和欧洲更多的问题：在物资贫乏、战乱丛生的年代，中国的胰岛素供应非常匮乏；由于使用胰岛素需要用化验手段监测血糖水平和尿糖水平，因此限制糖尿病患者的饮食摄入量非常重要……这些情况对当时的中国人来说都是全新的知识和内容。

第一节　胰岛素与糖尿病　药与病的对抗

1911 年，医生们研究发现如果体内缺乏了胰腺分泌的某种能降低血糖的物质，就会引起糖尿病，但在那时候，胰腺病变只是糖尿病的病因理论之一，肝脏、甲状腺、大脑病变和遗传、精神神经因素致病的说法都在医学界有一定影响。当年，中国著名医学家丁福保（1874—1952）在他的医学讲义里将糖尿病的发病原因总结为：①遗传；②延髓部器质性改变影响糖的排泄；③肝脏疾病影响糖原代谢；④大脑及胰腺病变。

随着胰腺内分泌的研究与发展，胰腺与糖尿病发病的关系越来越明晰。

1919 年，作为北美糖尿病治疗权威之一的医生弗雷德里克·麦迪逊·艾伦（Frederick Madison Allen，1879—1964），在他的专著中强调了胰腺在糖尿病发病中的作用：糖尿病是因为胰腺分泌的某种物质缺乏，正常人会因为血糖升高刺激胰腺的这种物质分泌，而糖尿病患者的胰腺功能减弱，不能完成血糖调节的工作。他还认为，过量饮食、神经应激导致肝糖原释放增多等持续的高血糖刺激都会导致胰腺衰竭。

艾伦的这种观点在中国西医学界也颇受认可，以胰腺内分泌学说来解释糖尿病发病原因的说法逐渐在医学界占据主流。1921 年，在北京协和医学院[①]的年报中关于内分泌学的部分就强调了对胰腺内分泌和碳水化合物代谢进行研究的重要性，并提到了缺乏胰腺内分泌物质正是引起糖尿病的原因。

不过，理论上存在于胰腺内的调节血糖的内分泌物质与在实践中获得这种物质还是有区别的。实验的一次次失败使得许多科学家开始质疑：是否能够提取出胰腺的内分泌物质？比如，因为发现胰岛素而获得诺贝尔生理学或医学奖的麦克劳德就曾经在自己著作中表示过，或许胰腺的内分泌物质是存在的，但它会因为被胰液消化了而永远都无法获得，又或者它只有到血液系统才会激活，如果从体外提取就无效了。

1921—1922 年，包括麦克劳德在内的多伦多大学的研究团队成功地制得了牛胰腺提取物，并在糖尿病患者身上取得了良好的临床试验效果。这个医学上的进步为糖尿病的胰腺病因学说提供了强有力的支持。

1923 年 2 月，富兰克林·C. 麦克林（Franklin C. Mclean，1888—1968）在博医会的医学会议上首次介绍了胰岛素和糖尿病的治疗情况，他总结说，胰岛素是动物体内碳水化合物代谢所必需的，由胰腺的朗格汉斯岛产生胰岛素，胰岛素会起效正是因为外源补充的胰岛素能够补充机体自身产生的不足，而出现糖尿病的症状是因为胰腺的这个功能出现了问题。

---

① 当时北京协和医学院与北京协和医院同属一个机构，故本文采用“北京协和医学院”的统一说法。

民国时期，糖尿病虽不像传染病、寄生虫病和营养缺乏性疾病普遍，但也并不算罕见。在吉佛瑞（W. Hamilton Jefferys）和詹姆斯·L. 马雅各（James L. Maxwell）于 1911 年对中国的疾病进行的统计数据中，糖尿病就已经被列入一般营养病之列。而体内胰岛素水平低是造成糖尿病的主要原因，这种观点也是被当时的中国医生接受的。

中国最早的内分泌代谢病专家之一王叔咸（1904—1985）曾指出，糖尿病是由胰腺内朗格汉斯小岛细胞之功能不良而导致的。时至今日，西医学关于糖尿病的知识中，胰岛素仍是病因解释中的重要因素。无论病因如何，糖尿病都与胰岛素缺乏有关。胰岛素缺乏可以是完全的，也可以是部分的，也可能是相对的（例如胰岛素抵抗）。将糖尿病与胰腺功能缺陷联系起来，对于糖尿病的疾病诊疗体系有重塑性的作用，一旦接受了这个假说，就意味着接受了在糖尿病患者的身体内，有一个正在“患病”的胰腺的说法。胰腺受损的病理生理过程虽然是肉眼不可见的，却切切实实地存在并发生着。当胰腺的损伤进展到一定阶段时，患者可以通过口渴、多尿、饥饿的感觉察觉和描述身体健康状况的变化。

当胰腺在糖尿病病因学的中心地位被确立了以后，一种新的定义出现了：胰腺性糖尿病。只有由胰腺中胰岛细胞所分泌的激素不足或其功能出现问题而引起的糖尿病才是真正的糖尿病。由急性感染性疾病或者是肝肾病变而引起的所谓“糖尿病”仅仅表现为糖尿，不能再被视为“真正的”糖尿病。

第二节　依据糖尿　诊治糖尿病

当 18 世纪英国医生马修·多布森（Matthew Dobson，1735—1784）发

现并证实糖尿病患者尿中含有糖分时，具有口渴、喜饮而尿中不含糖症状的那一部分患者就已经被排除在糖尿病之外了。患者所描述的口渴、瘙痒、乏力的症状，以及医生查体见到的消瘦，甚至检测患者尿液中的甜味，都不足以准确地定义和判断其是否患有糖尿病，糖尿病的诊断必须符合“尿中含有糖”这个特征。

在糖尿病与胰腺功能缺陷的对应关系建立起来之后，由进食过多造成的一过性糖尿，或者是仅有尿糖而血糖不升高的肾性糖尿病等也被排除在糖尿病疾病诊断之外，血糖检查成为疾病诊断体系中重要的一部分。随着诊断模式的改变，症状（来自患者的个体感受）和体征（来源于医生的观察）的重要性逐渐被尿液和血液检查取代。

1927 年，北京协和医学院记录有一病例：一位 48 岁的中国男性，颈部长有两个痈，长达 51 个月，伴有寒战和发热。查体除了发现其体温偏高、脉搏偏快、颈部有痈外，未见其他阳性体征。患者对自己身体变化的感受为发热、寒战并发现自身颈部皮肤感染，因此患者对自己的病情做出了初步的判断——去看外科门诊，首先希望医生为他处理皮肤感染的问题。

但这真的只是一个单纯的外科问题吗？答案显然不是的。

早在胰岛素被发现之前，医生们就知道皮肤感染是糖尿病常见的并发症，高血糖状态会削弱机体针对细菌感染的预防能力，有时浅层的皮肤破溃会向下形成窦道，在皮肤深部造成严重的损伤，甚至发展为败血症这样致命的疾病。

19 世纪中期，一系列新的检查仪器陆续出现，像听诊器、检眼镜、喉镜等仪器应用于临床，极大地延展了医生对患者身体的认识能力，使得医生在诊断时可以摆脱患者对症状描述的束缚。在显微镜、X 射线、化学和细菌学检查进入临床后，各种化验检查成为疾病诊断的最终标准。糖尿病诊断中的尿糖和血糖检查延续了这种诊断思路。

早在 1911 年，丁福保就已经强调了尿检在糖尿病诊断中的重要性，他指出：若要诊断糖尿病必须参考全身检查和尿液检查的结果。1917 年，怀敦干（George Duncan Whyte，1879—1923）发现糖尿病在生活较为富裕的中国人中十分常见，并呼吁各个医院都应该把尿检作为常规检查来筛查糖尿病患者。1925 年，中国医生陈永汉根据自己在东北诊治糖尿病患者的经验提出：根据糖尿病的症状对糖尿病的诊断意义有限。他对自己诊治的糖尿病患者情况进行了总结，称糖尿病患者通常不是由于有显著症状来院就诊，而常常是在常规体检中发现的。因为很多糖尿病患者在发病前相当长的时间内毫无症状。

1937 年，在华北行医 6 年、同仁会青岛医院内科主任尾河顺太郎指出：在人群中发现糖尿病的概率取决于人们接受尿检的频率。他还强调鉴别出肾性糖尿和一过性糖尿等非胰腺性的、“假的”糖尿病非常重要，血糖检查不可或缺。在 1940 年版的《内科诊断学》上，“新陈代谢病”一节开篇便写到糖尿病症状表现不明显，若要确诊全靠尿检结果，与此同时，此章节还列举了口服葡萄糖后，通过观察血糖曲线来鉴别肾性糖尿等方法，强调因预后及治疗之手段不同，诊断糖尿病一定要清楚且要分清病情轻重。

第三节　真假混淆　难辨糖尿病

关于糖尿病的最早记载可追溯至公元前 1550 年左右的古埃及，人们曾将它归结为基于体液学说的全身性疾病，后来又认为病灶在胃部、肾脏等处。直到 19 世纪，保罗·朗格汉斯（Paul Langerhans）发现胰岛，奥斯卡·闵可夫斯基（Oskar Minkowski）等人通过胰腺切除术成功建立了糖尿病的动物模型，糖尿病和胰腺的关系才被确立起来。

胰岛素分泌不足与糖尿病的关系被民国西医学界广泛接纳，许多中医医家亦开始认可此种观点。这时，西医医师们开始强调鉴别诊断，区分出胰腺有问题的“真”糖尿病和“假”糖尿病。

一、消渴和糖尿病

20 世纪初，中国的医生们除了开始区别由胰腺病变引起的糖尿病和其他原因引起的糖尿病，还在试图将糖尿病和中医传统典籍中记载的消渴区分开。消渴是以烦渴、多饮、多食、多尿、疲乏消瘦为典型症状的中医常见疾病，与之相关的还有三消、消中、消瘅等概念。它是个基于临床症状的疾病名称，与糖尿病存在着密切联系却并不相同。以多饮、多尿为表现的甲亢、尿崩症等都可以被诊为消渴，而没有任何症状，血糖检测异常的糖尿病患者在消渴的概念体系里却是“正常人”。

民国时期，有不少医家、患者将消渴与糖尿病混为一谈，前文提及的张锡纯曾言消渴便是西医中的糖尿病，中医医家俞慎初亦认为下消即为糖尿病。胡适本人也曾说过糖尿病过去称为消渴。

德国中医汉学家满晰博（Manfred Porkert）从认识论的角度剖析了糖尿病和消渴的定义、诊断，认为两者属于“不可通约”的解释体系，不应该将其中一套体系的医学术语应用于另一套。在中医之消渴和西医之糖尿病之间简单画上等号会造成疾病诊疗方面的许多问题。

消渴的诊断依赖于患者感知的症状和医生的问诊、查体，而在糖尿病的诊断中，实验室相关检查不可或缺。

混淆消渴和糖尿病也常常造成疾病预后的误解。20 世纪初，中国已有许多医师反复强调糖尿病的不可治愈性：胰岛素不能根治糖尿病。关于此病痊愈的可靠报告很罕见，国内医案虽有关于糖尿病治愈的记载，但实际上多为症状缓解。由于消渴的诊断几乎完全依据症状，且一般医者将两疾病混淆，易将糖尿病患者偶尔出现的症状消失看作疾病的痊愈。将糖尿病与消渴混为一谈，将前者基于尿糖、血糖检查的诊断标准与后者基于症状的诊断标准相混淆，便极其容易催生出“治愈糖尿病”的言论和看法。

二、胡适与“糖尿病”

胡适是近代中国著名文学家、哲学家。一直以来，学术界和大众传媒中就有“胡适患糖尿病”之传闻。以“胡适”“糖尿病”为关键词在民国期刊报纸和互联网、数据库内进行检索，即可发现相关传闻和争论从民国延续至今。

那么，“胡适患糖尿病”的真相究竟是怎样的呢?

胡适自年轻时起便有记日记的习惯，他对自己的健康颇为关注，故日记年谱中有许多他的患病情况及进行中西医诊疗的记录。1920—1922 年，胡适多次在日记中提及自己有腿脚肿痛的症状，尿检中偶有尿蛋白呈阳性，但始终未能确诊患有何病。

1920 年，著名中医陆仲安为他治疗上述病症，其病情有所好转。为表达感激，一年后，胡适应邀为陆仲安珍藏的《秋室研经图》题词，题词中说自从他去年秋天患病，许多学西医的朋友将他诊断为患有心脏病或是肾炎。经西医治疗后，症状有所缓解但未能痊愈。有幸得到马幼渔先生的推荐，于是开始向陆先生寻求中医治疗方法。陆先生曾开出黄芪十两、党参六两的方子，虽然有人对此不认同，但是他的病现在已经好了。

从胡适后来的日记中可得知，这里所谓的“病好了”，是指症状暂时缓解。1922 年 11 月中旬，胡适身体不适，记录自己脚肿，像“前年起病时状况”，此外还伴有两腿酸痛、口干、小便增多的症状。

同年 12 月末，胡适住进北京协和医学院。胡适刚一入院，报纸上便有不少猜测，于是胡适在出院后立刻刊文说明了病情，即由于发现尿中有糖，他于 12 月 29 日来到北京协和医学院，共接受了 30 次粪便和尿液的分开检查、3 次的血液检查，以及 7 天严格的饮食限制，最终诊断未患有糖尿病。

尽管北京协和医学院给出了“不是糖尿病”的确切说法，胡适也及时发表了声明，但是传闻和猜测却已滋生。报纸和期刊上关于“胡适患糖尿病”“陆仲安治好了西医未能治疗的糖尿病”之类的说法层出不穷。

民国时期，大力提倡中西医汇通的著名医家张锡纯就曾在作品中提到，胡适曾患消渴，在北京协和医学院久治无效，后在朋友的劝说下寻求中医治疗，竟然病愈。民国另一位名中医陈存仁也在著作中提及了陆仲安治好胡适糖尿病一事。

1958年，一位患糖尿病的高中生读罢前者作品，写信向胡适求证并寻求建议，胡适回复说自己一生没有得过糖尿病，因此自然也没有被陆仲安治愈糖尿病这回事。1961年，《民族晚报》又重提该事，胡适重申，他确实服用过陆仲安的药方，但是他从未患过糖尿病，也从未吃过治疗此病的药物。

很显然，胡适患糖尿病一说实为误传，但造成这种误解的原因却值得思考。首先，信息传播的不准确是最重要的因素，胡适确实曾被疑诊糖尿病，他的一些症状也的确在陆仲安诊疗后好转，许多人不加考证便将两次事件混为一体，拼凑了一个不符合当事人记述也不符合史实的故事。

其次，有一部分人看到胡适本人的声明，却并不相信他的陈述。民国时期，中西医的冲突、论争颇为激烈。胡适作为提倡西学的新文化运动旗手，十分认可和推崇西医学，于是，便有人推想胡适故意隐瞒中医在自己疾病治疗中的作用，这种说法延续至今：虽然当时没有任何针对陆先生治愈胡适糖尿病一事的公开报道，但胡适从未正面回应，可见中医对糖尿病的治疗作用难以掩盖。

笔者认为，评价“胡适患糖尿病”一事的诸多谣传，尤其是当时许多中医师对“陆仲安治好了胡适的糖尿病”之笃信，还需要结合当时的医学发展来理解。在20世纪初期，中国关于糖尿病的概念、关于糖尿病的诊断和鉴别诊断标准尚在逐步形成之中，很多人把肾脏病变导致的尿糖混入糖尿病的范畴，或者将传统中医学体系下的消渴等同于糖尿病。

进一步审视“胡适的糖尿病”问题，可以发现这是一个20世纪初期关于糖尿病诊断和鉴别诊断的有趣病例：一位有消渴相关症状、极可能有肾病、出现了肾性糖尿的患者被疑诊为糖尿病，北京协和医学院的医生通过验血验尿的方式完成了西医学的鉴别诊断，明确排除了胡适患糖尿病的可能性。由于中医学、西医学两种不同的医学体系对疾病解释的方法不同，又由于对糖尿病本身的疾病知识的历史限制，加之当时中国的中西医冲突和论争的特殊社会环境，因此关于胡适是否患有糖尿病的问题，产生了诸多解读，至今尚无权威定论。

第四节　饥饿疗法　治疗糖尿病

在胰岛素进入中国之前，已有医生提倡糖尿病的饮食疗法。1911 年，丁福保便在糖尿病的治法中提到食疗法，该法认为糖尿病患者不可食用碳水化合物，应多食富含蛋白质的食物。

低碳水化合物的饮食疗法最初源自英国军医约翰·罗洛（John Rollo，1749—1809）在 18 世纪末提出的方案，罗洛认为糖尿病与肥胖有关，是一种源自胃部、继发影响肾脏和皮肤的疾病，淀粉类食物会使得尿糖升高，而肉类并不会产生类似的影响。1797 年，他依据对两例典型糖尿病患者的治疗经验，总结了糖尿病饮食治疗的原则，该原则在欧洲影响甚大，尽管其基于一个错误的前提，但却创造性地开启了通过饮食控制、限制糖生成以治疗糖尿病的方法。

英国生理学家、内科医生弗雷德里克·威廉·佩维（Frederick William Pavy，1829—1911）是当时治疗糖尿病的专家，他在伦敦盖伊医院行医期间通过总结治疗大量糖尿病患者的经验，发现罗洛提出的低碳水化合物食谱是最有效的可以使得尿糖消失的方案。

19 世纪，德国化学家赫尔曼·冯·斐林（Herrmann von Fehling，1812—1885）、英国医生威廉·罗伯茨（William Roberts，1830—1899）等人的工作使得对尿糖进行定性和定量的测定成为可能，许多医生开始通过测定尿糖来比较不同的食谱对糖尿病患者的治疗效果。

美国医生艾伦提出改革糖尿病饮食治疗的原则。艾伦认为是胰腺功能减弱导致了糖尿病发生。持续的高血糖刺激会导致胰腺衰竭，所以他笃信患者只能根据自己胰腺的“工作能力”摄入所需的最少饮食，因此针对病情严重、胰腺“功能低下”的患者更要严格限制饮食。艾伦的治疗方法被医学界形象地称为“饥饿疗法”。这种疗法看似残忍，不近人情，但却是当时西医学最有效的治疗糖尿病的方法。

饥饿疗法在中国亦得到了一定的应用。1917 年，中华医学会和中国博医会联合在广州召开会议，参会的医生们就中国的糖尿病治疗问题进行了学术交流。香港大学的安尔（H. G. Earle）首先做了报告，他介绍自己试用饥饿疗法治疗糖尿病的经验，并认为此疗法效果相当不错。在杭州行医的梅藤更（David Duncan Main，1856—1934）则强调说，要让中国的糖尿病患者坚持严格控制饮食是一件非常困难的事情。安尔也认可这种说法，他认为虽说饥饿疗法是现有治疗中效果最好的办法，但是他还是会让患者自己选是否接受这种治疗，对于年龄较大的糖尿病患者来说，治疗效果很大程度上取决于患者的意愿。

北京协和医学院的报告也印证了安尔的发言，1917—1918 年，北京协和医学院共有 11 例糖尿病患者适用于艾伦的饥饿疗法，其中有 4 位患者拒绝接受该疗法，1 位患者死于肺部感染，1 位死于肠套叠和肾梗死。其余接受治疗的 5 人中，有 3 人病情有所好转。

饥饿疗法是个相当痛苦的过程，很多人难以或不愿坚持下来。支持这一疗法的英国医生奥托·莱顿（Otto Leyton，1873—1938）曾经无奈地表示没有自律性的患者很难坚持治疗，因为他们不能抵抗诱惑。高镜朗亦在中国观察到了类似现象。他说，在中国，艾伦和埃利奥特·乔斯林（Elliot Joslin）所制订的糖尿病食谱被广泛采用，即通过降低食物摄入量来减轻胰腺的负担。初期须严格绝食，并在之后按规定时间进食，且食量严格控制，远低于一般正常食量。该法治疗效果明显，但也会伴随出现身材消瘦、体力减损甚至身体功能障碍等现象。仅因难忍饥饿之苦，中途放弃的患者便已比比皆是。

胰岛素发现之前，饥饿疗法是西医学中唯一有效的治疗糖尿病的方法，在胰岛素发现之后，虽然大部分医生认为应该继续配合饮食疗法，但是关于饮食疗法具体应该怎么实施，则陷入了说法不一的状况。尤其是在 20 世纪 20 年代末 30 年代初，一些医生尝试着在给予患者胰岛素的情况下，增加患者食物中的碳水化合物含量，随后发现胰岛素用量并不一定也需要增加，于是，便有医生开始提倡糖尿病患者不再严格控制饮食的治疗方案，而关于如何指导糖尿病患者饮食的医学实践却因此陷入了混乱状态。

不过，西医学界治疗糖尿病的饮食治疗没有背离治疗规范，即根据胰腺的功能进食。要通过食物的称量和热量的计算来制定食谱，也给中国的西医师提出了将糖尿病患者饮食本土化的任务。

因为东西方食谱差异巨大，许多源自国外的糖尿病饮食方案并不适合中国。在西方人饮食习惯中，肉类等蛋白质成为主要食物来源，而中国人则以大米、小米、面粉为基本食材。所以民国时期，关于中国常见食物所含的营养元素以及热量也引起了学者们的关注，北京、上海、山东等地均有学者就此著有学术论著，以大米、小米、面粉等基本食材为基础，结合中国人饮食习惯，将包子、油条、豆汁等副食及酱油、醋等调料，都进行了热量换算。

医生们在实践中对中式饮食和糖尿病的关系评论不一，有些从饮食结构的角度出发，认为中国以植物元素为主的饮食结构有利于预防糖尿病，而不像许多西方国家的饮食结构存在营养过剩的危险。有的则从限制碳水化合物的角度分析，认为东亚人主食米面，而这些食物又含有大量的碳水化合物，反而不利于糖尿病的防治。由于当时美国、德国、英国等国家的糖尿病专家们对于通过控制饮食治疗糖尿病的观点众说纷纭，因此对于传入中国的饥饿疗法渠道也不尽相同，中国医生则根据不同的饮食原则制订患者的饮食治疗方案。

王叔咸是中国较早从事糖尿病研究的内科专家，1937 年他领导完成了中国最早的糖尿病调查，这次调查也是新中国成立前唯一一份大样本的糖尿病流行病学研究。考虑到许多存在经济或其他方面困难而不能住院取得相应治疗的患者，王叔咸根据自己在门诊治疗糖尿病的经验，总结成《糖尿病之简易实用治疗法》一书，该书也成为民国时期，中国糖尿病饮食治疗方案中治疗效果较好的指导手册。

王叔咸主张糖尿病根源于胰腺的功能受损，他提出的治疗原则是通过富含脂肪和蛋白质的食物以减少淀粉类食物的摄入量，从而减轻胰腺的负担。不过即便患者的尿糖消失，仍然要维持饮食治疗，因为胰腺的病根并未完全治愈。此疗法也在北京协和医学院实施多年，通过控制饮食治疗糖尿病成为当时临床医生十分重视的治疗方法。

他将糖尿病治疗分为三期，第一期是给患者提供极少量的碳水化合物，目的是使尿糖呈阴性。第二期是逐步增加食物中碳水化合物的量，直到尿糖复现，再适当减量，目的是得到一个可维持的碳水化合物的量。第三期是患者以不超过第二期测定的碳水化合物的量为上限，根据身体活动情况微调蛋白质、脂肪、蔬菜摄入量等。按此方案长期控制饮食。

为了避免患者进食单调生厌，王叔咸还列出了可等量换算的食物，以备调换口味。但是执行这个饮食方案的前提是，患者必须要知道自己的体重、劳动量对应的饮食热量，并将之分配为合适比例的蛋白质、碳水化合物、脂肪，还要保证脂肪酸和葡萄糖的比例合适。另外，还要做最基本的一项工作，即食物必须称量后计出总量，再分至三餐。

有不少医生与王叔咸一样，要求患者了解各种食物的大概成分，清楚可进食的食物种类以及每天的进食量。但实际状况是，中国患者常常有种误解，认为白米最有营养。一旦医生的饮食建议稍有不当，而患者感觉不舒服时，便会怀疑医生的治疗乃至诊断，甚至认为医生故意以糖尿病吓唬人。而且，患者回家之后，常因家庭琐事导致无法遵从在医院里制定的食谱。

在王叔咸治疗的患者中，有不少人未能够严格遵照医嘱进食，抑或是未做到长期坚持而导致疗效不佳。王叔咸还提到，有些患者曾历经中西医生治疗，第一次到北京协和医学院就诊后没有接受正规治疗就离开了，后来经熟人推荐才再次就诊。但是也有患者因私自食用规定之外的食物而导致病情变化。

当时糖尿病治疗效果不能达到十分满意的状态，一方面是治疗手段和有效药物缺乏，另一方面则是患者不能充分认识疾病的性质，不能严格执行医生的叮嘱。但这也不能完全责怪糖尿病患者，因为计算、调配、摄入一日三餐的含糖量确实是件烦琐的事情。限于当时医学发展的水平和患者对疾病的认知程度，国内外的情况很相似，糖尿病患者几乎无法做到严格执行医嘱。

与西方习惯按量添加原料、调料的“规范化”的烹饪习惯不同，中国人自古以来的饮食习惯中都不讲究称量，可想而知，接触西医学没有太久的中国患者对这种饮食疗法会有何感触。而且民以食为天，吃饭是人的基本需求，服药味虽苦，只需短暂忍耐。西医推崇的饥饿疗法治疗糖尿病在短期已是难以忍受，要求患者长久坚持则更是难以做到的事情。

中国古来治疗消渴虽也提倡饮食疗法，但其原则主要是强调以补益、甘淡之品进行饮食调养，扶助正气，同时避免过食肥甘、辛燥之食，还会根据地域、环境的不同，因地因时制宜。而现代医学提出的糖尿病饮食治疗则需要患者永久性地对自己的饮食方案进行严格管理、长久规划。

当时大部分的中国百姓根本不知道碳水化合物、蛋白质、脂肪到底为何物，哪些食物分属于上类物质。在西医眼中，患者不仅要学会辨识这些食物成分和分类，还必须学会做到先称量和计算，然后才可以吃下食物。这些蕴含在日常生活中的治疗方式在此之前都是医生的责任，如今却因为疾病，糖尿病患者必须在日常生活中顾及自己“受损的胰腺”，终身改变自己的饮食习惯。

糖尿病患者既是患者，又是治疗疾病的“半个”医生，而本该是维持生命的一日三餐，也成了最重要的治疗药物。按医生设定的标准吃饭，也成为糖尿病患者的责任之一。乔斯林将这种饮食称量、尿糖测定、胰岛素估量等诸多患者自我管理的方法戏称为“糖尿病算数”。

王叔咸明确表达了将饮食方案提供给中国患者时的担忧，因为他在临床实践中，发现很多医学生都被糖尿病的饮食计算搞得十分困惑，他深知要掌握糖代谢、糖耐量曲线、热量计算等等，是连医生都觉得困难的事情，若把这些困难的事情交代给那些没有医学专业背景的患者，肯定是难上加难。

因此，在王叔咸看来，设计食谱、计算热量是医生必须承担的责任，而不能把这些关于热量、碳水化合物、脂肪、蛋白质等的数据的测算任务推给患者。在设施较好的医院，医生要跟营养师协作，共同制定出便于患者理解和掌握的食谱。在普通医院和医生个人的诊所中，医生也必须掌握制定糖尿病患者食谱的技能。

对于如何让中国的糖尿病患者能够坚持通过饮食来治疗，王叔咸也深有感触，他强调医生务必要让患者知道糖尿病的危害性和饮食治疗的重要性，以此引起患者对疾病的重视。另外，他还强调，即便是医生规定能吃的食物，患者也必须克制、定量，万万不可超量进食。但同时也要给患者留有希望，不去单纯强调饮食的限制，一定要告诉患者，初期需要减少饮食，但用不了多久就可以慢慢加量，还有只要能依照食谱规定进食，进食种类还是可以丰富的，偶尔还可以吃糖。最后，医生自己首先要有足够的信心，然后才能博得患者的信任，这一点对于治疗糖尿病尤为重要。

将糖尿病的饮食治疗和诊断一同审视，可以发现一个有趣的现象：由于症状在糖尿病诊断中重要性的削弱，患者对自己是否患病和是否被治愈逐渐失去了话语权。患者甚至可能在毫不在意的情况下，仅仅去医院外科看一下皮肤感染便被诊断为糖尿病。糖尿病患者被要求从此改变生活习惯，吃什么、吃多少都要细加考量。同时，糖尿病患者又获得了大部分患者少有的掌控自身疾病治疗的权利，他不再是一个被动地躺在医院里，接受医生给予药物的形象，而是依靠自律管理自己的饮食，治疗自己的疾病，医生仅提供辅助指导。这种对疾病的管理能力成了患者的权利，也成了患者的责任。

CHAPTER 05

第五章

药物胰岛素　带来新挑战

1923 年，胰岛素应用于临床试验已有 1 年之久，诺贝尔委员会将诺贝尔生理学或医学奖颁发给了班廷和麦克劳德，以表彰二人“发现了胰岛素”这一伟大创举。大众媒体对胰岛素的发现不吝溢美之词，《纽约时报》（*The New York Times*）刊出：“可怕的糖尿病，向新的脏器疗法屈服。”

第一节　新药应用　未知情况多

作为药物的胰岛素，自发现以来给予了糖尿病患者无限希望，尤其是对于依靠饥饿疗法生活的糖尿病患者，胰岛素的出现让他们看到了生活的希望。有些医生甚至认为可以通过注射胰岛素让胰岛细胞得到休息，然后使细胞恢复正常功能，从而使糖尿病患者得到彻底治愈。但是后来发现，病情较重的糖尿病患者对胰岛素的需求是终生的。

与大众的乐观情绪不同，1925 年班廷在诺贝尔奖的获奖致辞中，用大量篇幅讲述了自 1922 年初第一例胰岛素临床试验以来自己在临床实践中积累出的胰岛素使用经验，他强调，医生使用胰岛素必须谨慎，因为在每一位患者身上，胰岛素的降血糖作用都是不同的，胰岛素过量引起的低血糖反应可能非常危险。班廷还特别强调：“胰岛素并不能治愈糖尿病，它只是一种治疗方法。”

20 世纪 20 年代，胰岛素戴着“世界新药”的光环进入中国。但是糖尿病患者如果要用胰岛素治疗则需使用注射的方法，中国的患者对这样一种疗法的接受度如何？注射疗法是否会阻碍胰岛素普及？冯客（Frank Dikötter）认为注射疗法在中国的传播不会遇到太大的障碍。

中国古已有之的针灸治疗，以及吗啡（作为药物、戒断鸦片的替代品）在中国的流行，都使得中国人对注射给药方式的接受度很高，在疫苗和胰岛素等产品进入中国时，配以广告宣传，注射疗法已经是“科学又时髦”的事了。但也有学者认为，直到 20 世纪 20 年代，注射疗法对于大多数中国人来说仍是一种陌生的给药方式，是历经了传教士的零星试用，再加之医药界和大众媒体的推介，同时伴随着防腐灭菌理论、注射药物的不断出现等近代科学的发展才逐步推广开来的。

就胰岛素而言，注射疗法并不是限制其使用的巨大阻力，毕竟所有需要使用胰岛素的患者最后都没有更多的选择。尽管在胰岛素进入中国之初，医生们就再三强调须采取皮下注射法给药，口服以及直肠给药皆无治疗效果，但宣传口服胰岛素的广告还是层出不穷，且多以胰岛素注射之痛苦作为靶点攻击患者心理。如一种称为因苏林内服药片的广告宣称注射胰岛素操作繁杂且危险，而本品是唯一可以口服的药片。日本的口服降糖药武田牌饮服灵则宣称是从哺乳动物胰脏中抽取的特殊物质，糖尿病患者服用之后饮食无须特殊限制，还可使尿糖减少，甚至消失。很难知晓这些药物在糖尿病患者之中的影响有多大，但确有医家刊文疾呼：总有糖尿病患者觉得遵从医生们所规定的治疗很困难，而去试服朋友和药商所介绍的药物，使得糖尿病成为一个“人人竞争和容易图利”的好噱头。

第二节　协和医院　首支胰岛素

1923 年 2 月 15 日，麦克林在博医会的医学会议上做了《糖尿病胰岛素疗法的现状》的报告。在报告的开篇，麦克林盛赞胰岛素的发现是医学界最大的成就，但在之后介绍胰岛素的性质和用法时，麦克林指出，目前虽然可以证实胰岛素对糖尿病治疗产生了巨大影响，但人类仍对胰岛素的化学成分并不知晓。

胰岛素在人体内的作用和在动物实验中类似，注射后会使得血糖下降，尿糖减少或消失，呼吸商升高，酮体减少或消失。当用量过大时，患者会出现类似动物的低血糖反应，如果不马上摄入碳水化合物会出现致命危险。

麦克林发表演讲之时，中国国内尚无胰岛素，关于胰岛素的临床使用经验，麦克林是从自己的朋友、在梅奥诊所参与胰岛素临床试验的内分泌代谢病专家拉塞尔·怀尔德（Russel Wilder，1885—1959）处得来的。

1923 年 7 月，北京协和医学院开始使用胰岛素，这是中国医院最早使用胰岛素为患者治疗的记录。但是中国医生很快就发现，在中国适合使用胰岛素治疗的患者非常少。如中国著名内科专家乐文照（1896—1979）于 1924 年在南京召开的中华医学会年会上所说，按照多伦多胰岛素委员会提供的数据，在美国和加拿大，大约 75%的患者仅靠饮食治疗控制糖尿病。相较于美国，中国的糖尿病患者数量较少且症状轻微，因此胰岛素在中国的需求量更小。乐文照的结论来自自己行医的实践，他于哈佛大学医学院毕业后回国，进入北京协和医学院。1921—1922 年，北京协和医学院共收治了 20 例糖尿病患者，其中 15 例由乐文照负责，经过饮食治疗，15 例患者全部都正常出院。乐文照认为，对于中国的糖尿病患者，只有在糖尿病出现急症和伴发严重并发症时才需要使用胰岛素。

1927 年，北京协和医学院内科对建院以来收治的所有糖尿病患者的治疗进行了回顾总结，发现中国的糖尿病患者有一个显著的特点：大多数病例的病情都是轻微的，单纯采取饮食控制的方法就能获得很好的效果。民国时期不少西医学医刊中都提到中国的糖尿病患者多不需要胰岛素治疗，但这些多为医生根据自己治疗经验所做的定性描述，或转引他人。

1937 年，王叔咸在《中华医学杂志》的英文版上发表了对 1921—1935 年收入北京协和医学院内科 405 名患者（其中 347 名中国患者）的回顾性病例分析报告。他的研究结论是，北京协和医学院住院部的糖尿病患者有 1/3 需要接受胰岛素治疗，有 9%需要长期使用胰岛素，远低于国外报道的比例。

值得注意的是，这个论断是在饮食治疗的基础上提出来的，北京协和医学院在 14 年间先后推行过数种饮食治疗方法，包括饥饿疗法、高脂肪饮食、适度的高脂肪饮食、固定脂肪酸/葡萄糖比例饮食、高碳水化合物饮食、低脂肪饮食。总体说来，这些饮食治疗对于患者的总摄入量还是有限制的，因而需要补充的外源性胰岛素量也很少。

第三节　富人疾病　显贵患者多

除了中国糖尿病患者大多病情轻微，不需要胰岛素治疗外，王叔咸的流行病学报告还印证了许多医生一直以来的一个推测——中国糖尿病患者多来自较为富裕的社会阶层，即糖尿病是“富贵病”。

早在 1901 年，在宁波行医的英国圣公会差会的一位传教士就注意到了这个现象，他在文章中写道：糖尿病本在宁波并不常见，但近年来当地富人中出现了一些典型的糖尿病患者。1917 年，中华医学会和博医会的多位医生在学术会议上提出了这个问题，来自湖南、山东等地的多位传教士医生都谈到曾经接诊过相当数量的糖尿病患者，他们预计中国的糖尿病患者比原本估计的要多。

1925 年，于英国剑桥大学毕业，时任东三省防疫处正医官兼滨江医院院长的陈永汉医生称：糖尿病在中国的富人中不少见，他粗略统计过门诊患者的糖尿病患病率，与约翰斯·霍普金斯医院 1922 年的门诊统计数据大约一致。1937 年，王叔咸统计的北京协和医学院住院患者中，中国人糖尿病患病率为 0.8%，外国人为 0.89%。

王叔咸认为，糖尿病是大自然对贪食者的惩罚，所以糖尿病在富裕和肥胖的人群中常见，而在无钱饱食的穷人中罕见。王叔咸根据患者入住的病房类型来判断患者的经济状况，其中21.9%的患者住在私人病区，保守估计至少1/4的患者来自中国的富裕阶层。

糖尿病的“富贵病”形象在中国的医学杂志中也屡屡出现，通过大众媒体，糖尿病是“富贵病”的概念被一再加强。在中国近代史上，许多民国政要高官的名字常和糖尿病一起出现在报刊上。需要注意的是，中国许多贫穷的患者可能一生都不会去大城市的西医院看医生。他们多生活在农村，遇到身体不适，至多是找县、镇开业的中医师开些汤药，通常情况下只有在急症时才会想到去看医生。这就意味着很多慢性迁延的，或是不太严重的、能慢慢痊愈的小毛病，就不到医院看医生了。

确切地说，糖尿病是“只有富人才看得起的病”。穷人往往只在急性病时才找医生，而且更多时候期待几剂中药就可以有疗效。著名的中医药师金世元于20世纪40年代早期在北京复有药庄做学徒，他回忆说，他们抓的方子最多2—3服药，通常只有1服药，从未有过开10服药的方子。像糖尿病这种没有症状，或者说只表现口渴、多尿、乏力等症状的疾病，且不说很多穷人不会因此就医，即便是看医生了，他们也很难负担得起长期的复诊和治疗费用。

随着医药卫生的不断发展，人们对糖尿病的认识逐渐清晰，糖尿病也被精细地分为不同类型。关于“糖尿病是富贵病”的这个说法，毕业于北京医科大学的内分泌科医师金星老师也有自己一些看法。第一，她认为1型糖尿病患者大多家境十分贫困，这一类型的糖尿病患者基本上都为儿童，有的刚生下来没几个月胰腺就被破坏了。这些患儿的家庭往往经济条件不太好，并且有些家长对胰岛素的认识不太明确，花了钱却收效甚微。第二，她认为糖尿病虽然属于富贵病，但其实是有遗传因素存在的，并且遗传的是易感性，存在家族病史的糖尿病患者的发病率就会比没有家族病史的患者要高。但患有糖尿病的人也并非只有富裕的人，那些拥有不良的生活习惯，比如说爱吃肥腻的食物，或者不爱运动的人也有患上糖尿病的风险。

第四节　商人拉贝　不离胰岛素

民国时期，中国使用胰岛素的患者是少数，需要长期使用胰岛素的患者则更少，但是对于这极少数患者来说，胰岛素是不可或缺的、攸关性命之药。患者需要细致地称量并规划饮食；合理地规划运动量；每日注射 2—3 次胰岛素；密切关注自己是否有头昏、心慌、出冷汗等低血糖的情况出现，以随时备有食物防止发生低血糖；每日或经常地检查尿糖，保持尿糖阴性；规律性地到医院复诊，复诊时检查血糖并将自己记录的尿糖结果交给医生以调整胰岛素用量。在糖尿病患者的生活中，疾病管理将日常生活完全取代，正常生活演变成为恒久的疾病管理。

德国商人拉贝（John Rabe，1882—1950），因在南京大屠杀期间救助了大量中国人，被称为“中国的辛德勒”。他不仅是拯救中国同胞的战争英雄，同时也是一位需要常年使用胰岛素治疗的糖尿病患者。为了与疾病抗争，拉贝必须恪守医学的治疗原则，这也使他成为与疾病斗争的英雄。1937—1938 年，拉贝在日记中留下了关于日军南京大屠杀的宝贵历史记录，同时也记录下了他作为一名糖尿病患者在中国的患病生活。一位外国人在中国战争时期留下的患病的生活记录，或许不能完全反映糖尿病患者使用胰岛素治疗的典型细节，但至少为后人提供了糖尿病患者在艰难环境中实施自我管理的生活缩影。

一、购买储存胰岛素

1937 年夏季，卢沟桥事变发生之时，身在南京的拉贝以为这只是件不足担忧的小事，当地很快就能解决，所以还照常前往北戴河避暑度假。到 1937 年末，中国华北地区已经陷入战争，途经烟台前往南京的拉贝记录了自己在烟台购买胰岛素的见闻。

拉贝料到战争必将会带来药物的短缺，所以决定“自己带些胰岛素回南京备用”，他的一个朋友是当地的胰岛素药商，帮助拉贝搞到了“满满两大管胰岛素”，拉贝用颇为轻松的口气调侃，因为朋友原来仓库里有很多货，所以“没有充分利用当时的有利时机宰我一刀。次日，当所有的药店老板为了充实他们空空如也的货柜来向他订货时，他才着实赚了一笔”。

当时所有的药店的胰岛素都空空如也，应该有许多糖尿病患者都像拉贝一样意识到了即将到来的战争危机和药品危机，开始自己储备胰岛素以备不时之需。另外，从拉贝的叙述中也可以推知，似乎在战争之前，胰岛素的销售供应还算稳定充足。

1937 年 10 月 3 日，身在南京的拉贝在空袭的间隙外出采购，他发现“药品越来越紧缺。天生药房在上次轰炸中受到严重损坏（架子上的药瓶全部打碎了），已经关了门。这是唯一一家还有 6 瓶胰岛素的药房”。拉贝懊恼地埋怨自己：“我真是个傻瓜，为什么在轰炸前不尽快把它们买下来呢？但是我想节省——废话——下次我们要聪明些了！我将设法从上海买 20—30 安瓿回来，但愿能办到……南京不久就不再有开门营业的药房了。”

二、记录胰岛素不良反应

拉贝在后面的日记中没有记录买药的结果，但考虑到当时大量药房、洋行的所在地——上海公共租界尚未被日军控制，推测他很可能是从上海搞到了一些胰岛素。1937 年 11 月 2 日，拉贝收到上海的朋友发来的问候电报，提出要给他邮寄食品。当天，拉贝去医生处复诊，归来写道：“血糖正常，只是有时心悸得厉害，凌晨 3 时更为严重。这是神经性的现象，也许是可以医治好的，我想试试看，也许是我用的胰岛素太多了。”

医生推测拉贝心悸的原因是：糖尿病的神经病变可能影响到心脏自主神经。与之类似的，糖尿病患者的周围神经病变常在晚上发作，患者会感觉肢端麻木，或是有像触电样、火烧样的疼痛的症状。拉贝只是记下了“凌晨 3 时”这个扰乱正常生活的时间点，而没有过多描述自己频频半夜心悸醒来的不便和痛苦。

一位和拉贝同时期的美国糖尿病患者则用漫画记录下了自己凌晨 3 时醒来的感受，画中的患者头发蓬乱、一脸不快，心中愤愤地怨念“这地狱般的日子！”他不得不用泡热水澡的方式来缓解自己神经的疼痛。

拉贝怀疑自己心悸也可能是低血糖引起的，但是在没有快速血糖检测手段的当时，也只能是推测而已。医生虽然可以叮嘱糖尿病患者务必要注意低血糖症状的发生，但是在患者的生活中，半夜的多次心悸，是低血糖还是神经病变的并发症，根本无从判断。值得注意的是，睡眠中发作的低血糖有可能导致患者直接陷入昏迷，甚至带来死亡的威胁。相对于心悸来说，后者则是最可怕的并发症。

医生推荐的患者在家中检测尿糖的方式也无助于改善患者预测低血糖的能力，当时检测尿糖最常用的班氏（Benedict's）尿检法至少需要试管、酒精灯、复方硫酸铜溶液、滴管等工具，患者需要有相当的知识和毅力才能坚持在家中检测尿糖。尿糖的定性检测结果呈阳性时，意在提示胰岛素注射量不足，但其对胰岛素注射过多和低血糖的情况却完全没有提示意义。

1937 年 11 月 12 日，日本侵略军开进上海市区，上海全部沦陷，南京形势危急。到了 11 月底的时候，拉贝已经不能从南京找到外国医生，也无法找到营业的药店了。他担心会停止供水，便用了一整夜的时间“把自己准备注射胰岛素的器械全部煮沸消毒”。

胰岛素的注射，是患者在实际生活中遇到的很重要的问题，虽说注射的剂型和注射频次会因为医生的医嘱不同而不同，但在实际生活中患者多以皮下注射的形式使用胰岛素。在一次性注射器还未出现的情况下，患者需要学会自己消毒玻璃注射器、针头，并打磨针头、保养注射用具。

胰岛素皮下注射的部位还要经常更换，因为长期在一个部位注射会导致脂肪萎缩。胰岛素注射的用具就像胰岛素本身一样，是患者生活中不可或缺的一部分。拉贝写道："我总是随身带着一套器械和 3 安瓿胰岛素。"在躲进防空洞避难之前，拉贝最先想到的是要在"必不可少的药箱里放进胰岛素"，在皮大衣里塞进了药品和医疗器械后，拉贝自嘲像个行动不便的圣诞老人，接着又补充道："但是又没有别的办法，因为我是个依赖胰岛素的患者。"

拉贝没有描述自己注射胰岛素的日常生活，因为那又会出现一系列层出不穷的小麻烦：针头反复使用造成的堵塞，注射器里的软塞被酒精或是加热消毒损坏，这最后都会导致注射器计量不准。胰岛素本身的纯度问题也可能会刺激注射部位生成硬结，而水质不清洁时，即便是沸水煮过的注射器抽取胰岛素时也会导致药液混浊。

抽取胰岛素也是个技术活，如礼来公司生产的胰岛素，每小瓶中装有 10 毫升的溶液，每毫升中含 10—40 单位的胰岛素不等。故使用时"必须检查瓶签再定其用量"，稍不注意就会出现注射剂量失误，使自己陷入低血糖或是糖尿病酮症酸中毒的危险。英国出产的胰岛素在 20 世纪 20 年代为 20 单位/毫升，到 20 世纪 30 年代又更换为 40 单位/毫升和 80 单位/毫升。可以说，患者就算对自己要注射的胰岛素量拿捏得很准确，每次抽取胰岛素时都还是要小心翼翼地做一些剂量计算。

这种生活场景一直持续到新中国成立以后的 20 世纪七八十年代，那时需要注射胰岛素的患者还是要自己消毒器具，患者通常的做法首先是自己买一个饭盒，每天把注射器和针头煮沸消毒，然后无论走到哪里都随身带着这个饭盒，糖尿病患者不仅要承受打针痛苦，为此还要承受因糖尿病带来的很多生活的不便和其他的痛苦。

1938 年 1 月，拉贝给居住在上海的妻子写信报平安，并告知自己的胰岛素储备量已不充足，请妻子设法从上海给他捎一些回来。大约一周以后，他的朋友从上海归来，给他带来了书籍、少许食物还有胰岛素，拉贝欢快地说："所有这些东西放在我的身边如此可观，我觉得就像一个得到馈赠的士兵一样。"2月末，拉贝取道上海返回德国。

三、疾病是生存考验

虽然拉贝所记录的生活不一定能够代表多数糖尿病患者的日常患病生活，但因为拉贝生活在中国的特殊时期，其日记中对糖尿病患病经历的细致描述，成为回顾民国时期糖尿病患者的特殊生活经历的重要文献来源。

拉贝日记展现了一种糖尿病患者可能的面貌，那是在医生的记录中无法窥知的琐碎痛苦和在大众媒体中无法看到的生动细节。一方面，拉贝的生活中很大一部分被疾病和药物占据，性命攸关的胰岛素成为他在生活中首要关注的事物之一，确认胰岛素的存在即是对生命的确认，随身携带的消毒器械、半夜的心悸、对自己病情的揣测……这些细节生动地展示了带病生存的片段式画面，揭示了鲜为人知的生活细节，甚至是医生也很难想象的生活画面。

说来容易，做之难。纵然医生知道如何处理胰岛素与糖尿病之间的关系，但是当医生成为糖尿病患者时，也未必能够做到每天如一日地消毒、测量、注射胰岛素，况且还要在非常时期，依靠自己个人力量，寻找胰岛素来源。

另一方面，拉贝还对自己病情进行调侃，经常在日记中习惯性地把战争时局、生活琐事和患病经历交织叙述，呈现出拉贝的生活被疾病占据的状况，亦可以说拉贝将疾病纳入了自己的生活。蒸煮消毒注射器、随时确认胰岛素的存量，这些行为已经成为拉贝的生活习惯，成为生活背景一样自然的存在，他虽然没有被完全训练为医生期望的理想的"异常尽心"的患者，却也在相当大程度上管理着自身的糖尿病。糖尿病成为生活的主角，衣食之需都退居次要位置，而作为可以控制糖尿病的胰岛素，则成为拉贝生活中比食物还重要的生活依托。

第五节 降糖新药 监测很重要

低血糖症（hypoglycemia）是胰岛素使用中最常见和非常危险的并发症。1921—1922 年，多伦多大学的研究者们在对兔子进行动物实验时，发现注射一定量的胰腺提取物后，兔子会出现抽搐甚至死亡的现象，在及时给兔子注射葡萄糖后兔子会好转，这便是关于低血糖症最早的实验观察和处置记录。

在之后使用胰岛素治疗糖尿病的临床试验中，医生们记录了在临床上观察到的低血糖症状，如出现饥饿感、出汗、虚弱、心慌、颤抖、躁动、易怒、注意力不集中、行为怪异等等，患者的低血糖反应是非常异质性的，有些糖尿病患者在血糖水平还相当高的时候就出现低血糖症状，有些却在血糖水平很低时才出现症状或者迅速陷入昏迷。

此外，还有一种无知觉症状的低血糖症，表现为血糖很低，又没有知觉症状。患者出现低血糖症状的时候会头晕、恶心、饥饿，这时马上采取措施可以得到缓解，但对于无知觉的低血糖，患者不会有这些感觉，非常容易因低血糖造成昏迷和死亡。

在梅奥诊所工作的内分泌代谢病专家怀尔德是北美最早参与胰岛素临床试验的医生之一，在中国尚无胰岛素时，怀尔德便将胰岛素使用的临床经验详细告知了自己的朋友麦克林。麦克林首次在中国介绍胰岛素时，用大量篇幅介绍了使用胰岛素的危险性。

麦克林指出，使用胰岛素治疗糖尿病的一大问题就是如何在给糖尿病患者补充外源胰岛素时，又不给患者带来致命的低血糖危险。因为注射外源胰岛素无法像自体产生胰岛素那样有精确的调节机制，所以需要医生具有在碳水化合物摄入和胰岛素用量之间把控平衡的能力。而考虑到胰岛素的疗效持续时间，需要多次给药，这就要求医生必须时刻关注患者是否出现低血糖反应。

这对医生来讲是个巨大的考验。首先，考验医生的责任心；其次，考验医生的经验和水平。治疗糖尿病理想的办法是频繁地测血糖，但这对于在家治疗的患者来说根本就是不可能实现的。于是有医生提出可以适当增加食物中碳水化合物的含量，允许尿糖呈阳性，这样就可以减少低血糖的风险。但是这样便违背了在学界颇有影响的“尿糖阴性”的治疗目标。由于胰岛素剂量过小，有些重症患者还可能因血糖过高而出现糖尿病酮症酸中毒的危险，所以很多医生反对这样的做法。

实际具有可操作性的方法是：胰岛素只能在医院使用，而且使用胰岛素的医院必须要有足够的实验设施以及运行良好的饮食部门，来应对胰岛素带来的低血糖危险。经过一段时间后，待患者饮食量和胰岛素用量基本确定、患者学会合理安排自己的饮食时才可以带药回家，而且需要长期复诊。另外胰岛素的施用对象也要严格筛选，胰岛素不适合用于病情较轻的糖尿病患者，而对于因糖尿病昏迷、病情严重、有内外科并发症的患者来说，使用效果较好。

麦克林曾经总结，胰岛素对于治疗糖尿病的某些病例很有意义，但并非是治愈糖尿病的良药，胰岛素有一定的危险性，必须谨慎使用。此外，胰岛素的使用非但没有简化糖尿病的管理，反而增加了复杂度。最早以中文介绍胰岛素的高镜朗亦强调：胰岛素对人体的作用效果相当猛烈，用量过少或过多都会产生危险。因而须严格斟酌使用剂量，这是使用胰岛素治疗糖尿病的首要步骤。

北京协和医学院内科的临床实践印证了麦克林和高镜朗对胰岛素危险性的说法。1921—1927 年，在收入北京协和医学院的 98 例中国糖尿病患者中，有 22 例接受了胰岛素治疗。其中 4 例患者在疾病早期死于糖尿病伴发的严重性感染，3 例死于胰岛素休克，1 例死于严重的胰岛素反应，还有 2 例患者在经历严重的胰岛素反应后经抢救恢复了过来。通过 4 例死于胰岛素药物副作用的患病记录，北京协和医学院的经验是，胰岛素在中国的使用须格外谨慎，糖尿病患者可产生明显的低血糖反应，且易迁延病情。一旦发生，应立刻给予大量的葡萄糖恢复治疗。

1927 年，北京协和医学院内科第一次总结胰岛素的应用经验时，有医生提到，一个月内发生 2 例中国糖尿病患者因胰岛素治疗而死亡的事件，他们强烈怀疑中国人可能对这个药物特别敏感。

随着病例数的积累，1937 年北京协和医学院进行了胰岛素应用的第二次经验总结，王叔咸将中国数据与国外数据进行对比，认为统计结果并不支持中国人对胰岛素特别敏感的说法。不过他同意给中国患者使用胰岛素时需要格外小心这一说法，尤其是当医生开出大剂量多次用药的处方时，一定要特别谨慎，因为中国的糖尿病患者病情轻微，通常需用的胰岛素剂量都比较小。

相距 10 年，北京协和医学院进行两次总结，差别之大很令人惊奇。究其原因，首先，两次统计分析的患者对象有变化。其次，国外对照数据也有不同，更重要的是，10 年来胰岛素作为药品的质量发生很大变化。早期的胰岛素纯度不高，含有很多不确定的杂质，容易引起过敏反应，而随着生产工艺的进步，胰岛素的纯度越来越高了。最后，在最初使用胰岛素的 5 年（1923—1927 年）中，胰岛素的不同生产批次之间是没有经过统一和标准化检验的。在胰岛素产品未得到标准化之前，胰岛素的纯度因批次不同而不同，即使是同一个药厂生产的胰岛素，不同批次之间也很难保证效果一致。因此，按照估计的剂量给药后，医生和患者都需要密切观察可能出现的低血糖反应，这是在之前的糖尿病药物治疗史上从未出现的情况。随着临床经验的积累、胰岛素产业的生产技术革新以及政府管理部门、药事管理机构的努力，胰岛素生产的标准化问题在 20 世纪 20 年代末得以解决。

1956 年，在美国公共卫生学校协会（The Association of Schools of Public Health，ASPH）发布的公共卫生报告中，美国 FDA 药物部门的专家特别强调了胰岛素标准化的重要性：相较于其他任何药物，胰岛素剂量的正确使用更为重要。非标准化的胰岛素难以确定胰岛素的使用剂量，剂量太小可能会导致昏迷甚至死亡，剂量太大则可能导致血糖过低，从而出现胰岛素休克。而进行胰岛素治疗的糖尿病患者须每天自我调控注射剂量，且没有医生的指导与观察，极易出现危险。

胰岛素引起的低血糖反应不是仅仅通过药物标准化就能解决的。发生低血糖反应概率最高的时候出现在患者刚刚使用胰岛素、医生还需要根据疾病的严重程度调节胰岛素用量时，所以几乎所有的医生都要求患者这个时期住在医院，接受医生随时问诊，避免发生低血糖现象，一旦患者出现低血糖也可以及时发现并通过给予静脉注射葡萄糖来挽救。

另外，医生们认为这段住院强化时期对于患者确定胰岛素的合适用量以及教会患者用药是很关键的。但是即便是完成了这段住院时期的规训和传授，医生们还是对患者很不放心。香港大学的病理学家、医生罗伯特·塞西尔·罗伯森（Robert Cecil Robertson，1890—1942）就在上海的医学会议上表示，待糖尿病患者在住院期间保持饮食规律、胰岛素日用药量相对稳定、学会自己用药后就可以带药回家治疗。不过回家之后还要坚持自己进行尿糖检测，持续进行尿检记录，并需要定期到医院随访检查、间歇性做血糖检查，但很少有患者能完全达到这种状态，因为他们很难细心遵循各项要求，也很难完全掌握个人饮食规划。

1944 年，毕业于千叶医科大学、在东南医学院任教的陈卓人（1899—1992）医生，在一篇关于糖尿病的科普文章中写道：糖尿病患者的饮食疗法极其复杂。在用 4 页的篇幅解释了糖尿病患者的饮食疗法后，他在末页写道，至于比较严重的糖尿病，如果不用胰岛素仅以饮食疗法，很容易陷入糖尿病昏迷的危险。若使用胰岛素的话，在应用之时需要专业医生根据病情制定合理的使用剂量，并聘请看护人员按照此剂量进行注射。

由此可见，在中国推广糖尿病的胰岛素治疗时，医生是有很多顾虑的，其要求患者必须有一定的知识水平，了解胰岛素的作用及不利影响；患者要有较好的品行，坚持测尿糖并将它作为生活的一部分；患者家庭应拥有相当生活水准，最好有专人帮忙注射胰岛素。然而能够符合以上三点要求的患者非常有限。

1953年，王叔咸在中华医学会组织的糖尿病座谈会上总结糖尿病的基础和临床研究经验时，对民国时期的糖尿病治疗工作得出的评价是“不够理想”。他认为，虽受一定的客观条件限制，但患者和医生的主观努力都很不够，最重要的是，医生对疾病存在明显的思想认识问题，认为非专家不能掌握糖尿病治疗原则，糖尿病必须住院治疗，不住院则不能为患者施治。

另外很多人认为糖尿病只能治标不能治本，故而对疾病治疗悲观消极，因为即使患者接受饥饿、痛苦的饮食疗法，长久之后疾病也不能治愈，与其如此，不如不控制饮食，让患者因病而死，即所谓“与其饿死不如病死”。在这样的情况下，能够坚持指导患者学会饮食治疗方法的医生实属不多，而敢于指导患者带胰岛素回家治疗的医生，则是更少。

在糖尿病治疗史上，对使用胰岛素的担忧并非中国医生所独有，医生们采用住院强化治疗、糖尿病患者教育班等多种方法训练患者。大部分英国、美国、德国的糖尿病患者都要到医院或是护理之家住一周或更久来进行胰岛素治疗，极少数在门诊开始用药也都是因为无法支付起住院的费用。

即便如此，胰岛素使用错误仍在住院和门诊患者中频繁出现，低血糖反应成了所有用胰岛素治疗的患者的常见状况。对于许多患者来说，减少口渴、多尿这些症状，增强力量和增长体重是最重要的，但为了追求尿糖显阴性而把自己置于可能出现低血糖的危险之中，是得不偿失的做法。虽然很多患者觉得，只要自我感觉良好，血糖是5毫摩尔/升还是15毫摩尔/升似乎并没有区别。而很多医生却相信症状的缓解并不能说明什么问题，尿糖显阴性、血糖尽量保持在正常水平才是最重要的。

CHAPTER 06

第六章

战时胰岛素　生产与供应

胰岛素初到中国，均为进口产品。民国时期，中国主要的胰岛素同样依赖由国外引入中国的途径。

美国的礼来公司是世界上第一个在市场上销售胰岛素的公司，它于1918年来到中国，在上海开设了海外的第一个办事处。1923年，礼来公司上市了第一支商品化的胰岛素，同年该胰岛素出口到北京。

英国的惠康公司由英国人亨利·惠康（Henry Wellcome，1853—1936）创立，主打的业务是药片销售，后面该公司开始生产胰岛素，以“便携式胰岛素”为亮点进行售卖，并且号称是“英国唯一的胰岛素压缩产品”，1924年，该公司生产的胰岛素销售至上海。

到了20世纪30年代，不少国外品牌的胰岛素都已经进入了中国市场，在北京、上海这样的大城市，以及烟台这样的中型城市，都可以购买到进口胰岛素。1937年抗日战争全面爆发后，胰岛素的供应开始受到影响。1941年，太平洋战争的爆发使得中国的胰岛素供应出现危机，与胰岛素相关的患者、公共卫生管理组织、医生、药商等群体纷纷行动起来应对。

第一节 工部局卫生处管控

上海是民国时期中国重要的贸易口岸，是西医师最多、洋行药房亦最多的城市，加之上海公共租界的特殊性质，使上海成为战争中的孤岛，但在胰岛素的供应方面，相对其他战区还算稳定。

1941年12月7日，太平洋战争爆发，上海的药品进口途径基本被中断。每逢战争爆发，都会造成各种各样的物品短缺，对于药商药贩而言，药品常常成为投机囤积的抢手货品。在第二次世界大战中，糖尿病患者因胰岛素短缺而死亡的情况时有发生，这迫使不少政府将胰岛素列入必备药物目录从而进行专门的储备。

面对即将到来的胰岛素断供危机，12 月 20 日，公共租界的行政管理机构工部局[①]（The Municipal Council）发布公告，要求所有医生、药房和批发商在 12 月 22 日将储存的胰岛素上交至工部局卫生处[②]（Public Health Department，后文简称卫生处），所有需要胰岛素的患者则需携带医生开具的日需胰岛素剂量证明于 12 月 27 日到工部局进行注册。药物定价和患者购买时的现金交易均由工部局经济部门负责，胰岛素将由卫生处统一分配供给。

第二节　胰岛素生产状况

1942 年 1 月，卫生处对已收集的胰岛素库存量和已登记的患者数目进行了统计，预计公共租界现有的胰岛素仅够登记的患者 2 个月之用，即便请医生尽量减少患者的胰岛素日用量，最多也仅够 3 个月之用。时任卫生处处长朱尔登（J. H. Jordan）多方斡旋，试图从日方手中要回被日军把持的胰岛素库存，却终无结果，于是便委托卫生处化学实验室首席化验师巴顿（R. H. Barton）着手准备生产胰岛素事宜。

1922 年 10 月，北京协和医学院的麦克林致信给多伦多大学胰岛素委员

① 上海公共租界工部局成立于 1854 年 7 月，是在上海租界的外国人成立自治的行政机构，不属于中国政府管辖。租界有独立的警察、法庭、监狱等类似于政府的体系，进行市政、治安、税收等行政管理活动。执行机构中的卫生处与胰岛素有关联。1943 年汪精卫政府接收上海公共租界，工部局使命结束。

② 上海工部局卫生处成立于 1898 年，负责管理租借卫生事务，斯坦利（Stanly）为第一任专职卫生处处长。卫生处于 1898—1943 年制定了一系列卫生制度与规范，逐步在卫生防疫、食品卫生、环境卫生、卫生统计、卫生救济等方面实施了制度化、常规化管理。

会，联系运输胰岛素至中国一事。麦克劳德将信件转寄给了礼来药厂，委托其协助协调此事。但受当时胰岛素的生产技术所限，“胰岛素只是不太稳定的溶液形式”，考虑到长途运输会影响胰岛素的质量，礼来药厂暂时拒绝了北京协和医学院的要求。

1922 年 11 月，丹麦籍诺贝尔奖得主奥古斯特·克罗和自己身患糖尿病的妻子得知胰岛素在加拿大被发现，在妻子的劝说下，克罗多次前往多伦多会见发现该胰岛素的团队领导者，会面之后，克罗格带着生产许可返回哥本哈根，创立了世界上著名的诺德胰岛素公司。尽管之后的诺和诺德胰岛素事业发展得如日中天，但在详细了解了胰岛素的实验室生产和临床使用情况以及胰岛素委员会的工作之后，克罗仍然觉得“无论胰岛素的产量还是质量都有很多尚待改进之处”。

1922 年末到 1923 年初，礼来公司的胰岛素生产团队完成了重要的技术革新，通过对胰岛素溶液酸碱度的调节，大幅度提高了胰岛素的稳定性和产量。1923 年初，礼来公司改变主意，决定向中国出口胰岛素，同年 7 月，北京协和医学院开始在临床使用胰岛素。1923 年末，胰岛素已经销售到中国多地。同样也是在 1937 年，麦克林在博医会的会议上表达了北京协和医学院想要制备胰岛素的意向，但他同时强调，在中国生产胰岛素，成本会相当昂贵。

胰岛素委员会给予礼来公司的专利授权为非排他性授权，除了礼来公司，其他的外国企业也可以在中国生产胰岛素。随着越来越多的外国企业拥有了成熟的胰岛素生产技术，越来越多的胰岛素品牌进入了中国，并站稳了中国市场。

20 世纪 20 年代，中国需要胰岛素的患者并不太多，北京协和医学院负责与胰岛素委员会联系的麦克林、骆勃生（Robert Cecil Roberteon，1890—1942）也先后离华返美，于是在中国生产胰岛素一事便未再提及。1930 年，中国的第一部现代药典为国内自产药物列出生产标准时，与胰腺相关的药物仅有胰酶[①]，

① 胰酶是胰蛋白酶的简称，是胰腺分泌的一种消化酶，最初分泌物是胰蛋白酶原，经降解而成为具有活性的酶。胰岛素是由胰岛 β 细胞受内源性或外源性物质的刺激而分泌的一种蛋白质激素，是体内唯一降低血糖的激素，也是唯一同时促进糖原、脂肪、蛋白质合成的激素。两者本质不同。

并无胰岛素，这说明当时中国尚无商业化的胰岛素生产。

至 1941 年，多伦多大学胰岛素研究团队的研究成果几乎都已公开发表，此外还有许多国外的文献谈论过胰岛素生产的问题。在当时的中国，生产胰岛素的困难并不在于缺乏理论方法的指导，而在于要保障生产原料——动物胰腺的来源，解决真空蒸馏器、动力泵等生产设备的配置问题，以及解决对胰岛素进行质量控制等一系列技术难题。

胰腺来源是首先要解决的问题。胰岛素生产需要有新鲜的胰腺供应，而中国人将胰腺视为“下水”，并无将之回收利用的习惯。幸而，为了保障公共租界的肉类供应，工部局在 1933 年已建成了肇勒路屠宰场，每日对牛、羊、猪等牲畜集中宰杀。1942 年 3 月，有人估算每月需要 100 千克的新鲜胰腺来保障胰岛素生产。经过卫生处的多方协调，最后屠宰场同意每日供应 120 个猪胰腺，另外为日军军方供应牛肉的商人也同意将牛胰腺卖给卫生处。

除了四处收购胰腺，卫生处生产胰岛素的设备甚至人员也是东拼西凑起来的。1942 年 7 月，巴顿在给卫生处的汇报中写道：标准化胰岛素从 2 月中旬开始实验生产，到 5 月终于成功产出。在此期间，由于没有高效的生产仪器，加之缺乏基础原料和经验，实验工作漫长又乏味。尽管生产条件十分简陋，卫生处的化学实验室自制的胰岛素还是通过了雷士德医学研究院（Henry Lester Institute for Medical Research）的生物标准化测定。该化学实验室作为一个科研机构，既往的职能主要是对食品、药品、工业产品的分析检验和为卫生处提供一定量的化学制品，其生产的胰岛素质量颇佳，受到患者的好评，但由于硬件不足和人力资源有限等因素严重限制了胰岛素产量。

此化学实验室并非公共租界唯一的胰岛素生产机构。在 1941 年前后胰岛素进口途径中断时，上海屈臣氏药厂看准商机开始尝试生产胰岛素，成为上海亦可能是中国第一家生产胰岛素的华资企业。上海屈臣氏起源于澳门的一家诊所，该诊所由来到中国的第一位传教士马礼逊于 1820 年开设，其间各种周折，一路辗转，经过广州、香港，在许多大城市都开设了分店，其中上海分店规模最大。关于屈臣氏胰岛素,《申报》介绍说:"因苏林"是国内专治糖尿病的特效注射剂,需求量颇丰。上海公共租界及法租界当局对此药十分重视,通过配给管理的方式避免市场囤积,且督促屈臣氏药厂扩大生产,提高售价。

随着卫生处的进口胰岛素库存逐渐耗竭,化学实验室的胰岛素产量又很有限,而其他开始生产胰岛素的药厂生产能力不及屈臣氏药厂,于是屈臣氏药厂成为整个上海最主要的胰岛素供应商。不过,屈臣氏胰岛素的药效却一直饱受质疑。在1941年7月的一份内部通信中,巴顿写道:许多患者并不满意此胰岛素的药效,与此同时,药厂经理也承认本厂胰岛素标准化过程存在问题。屈臣氏药厂数月后亦承认,有25%—30%的患者反馈注射屈臣氏胰岛素后并无效果。除了在胰岛素质量和生产技术工艺上的问题外,药厂和实验室的胰岛素生产还面临着许多严峻的实际问题。1942年7月,随着战争持续进行,上海的物资供应更显不足,并且由于物价逐渐增长、电力供应不能保障等原因,屈臣氏药厂面临巨大的原料和能源供应困难。

尽管有卫生处一直积极地与屠宰场、药品价格控制部门协调,帮助屈臣氏药厂解决困境,但屈臣氏生产的胰岛素还是几经减产、不断涨价。1943年初,巴顿在给时任上海市第一区公署卫生处副处长田代良显(Y. Tashiro)的信中,吐露了卫生处在胰岛素生产问题上的尴尬处境:战争的爆发致使胰岛素生产出现极大困难,即使患者极力反馈屈臣氏胰岛素无效,但整个租界可能仍要依靠该厂进行产品供应。

卫生处的化学实验室更是先后遭遇重重困难,首先,无法租借到合适的真空泵;其次,温度计损坏等硬件问题使正常生产更无法保障。卫生处也曾尝试跟日本当局联系,希望能够从日本进口胰岛素。但根据当时居住在公共租界的患者回忆,从1941年到1943年,并没有使用过日本的胰岛素。

日本的胰岛素生产始于1925年,最初是以牛、猪等动物的胰腺为原料,进入战争时期后,由于无法再获得足够的胰腺,鱼类的胰腺开始成为日本主要的胰岛素生产原料。由于日本的糖尿病患病率并不高,第二次世界大战结束以前，日本的胰岛素产量一直处于较低的水平。可以推测，即便日本当局答应为公共租界提供日本的胰岛素，进口的数量也不会太多。

同时，卫生处还在积极协助屈臣氏药厂解决屈臣氏胰岛素的质量问题。化学实验室一直与屈臣氏药厂的经理保持联系，为屈臣氏胰岛素做生物标准化测定，并协助该厂分析胰岛素效果不好的原因。针对检验方法和生产过程，卫生处化学实验室也与屈臣氏药厂进行了许多回合的争论。例如：化学实验室指出屈臣氏胰岛素每瓶的实际含量低于其标注含量，而屈臣氏药厂则反驳说卫生处低估了屈臣氏胰岛素的产品效能，原因是化学实验室采用兔子作为生物标准化鉴定的实验动物，并采用福林-吴宪氏法（Folin-Wu 法）[①]测定兔血葡萄糖，这与屈臣氏药厂自己的测定法不同。

针对这一解释，化学实验室时任化验师戴仁贵言辞激烈地回应：《英国药典》明确规定使用兔子作为生物标准化鉴定的实验动物，且 Folin-Wu 法受到全球化学家的认可。若屈臣氏药厂的测定法同样可靠，其产品药效又怎会出现如此多的质疑声音？

指责之余，卫生处派出了技术人员到屈臣氏药厂实地调查，和药厂技术人员一同分析问题的原因。1943 年 7 月，屈臣氏药厂承认卫生处所指出的其在胰岛素标准化以及生产时的蒸馏、沉淀环节采用的方法均不够严格等问题，情况属实，但由于要做较大调整，屈臣氏药厂需要完全停止胰岛素的生产，这样将无法再继续供应胰岛素。

此后，期颐药厂（G. E. Pharmaceutical Works. Co.）则成为上海主要的胰岛素生产商。1943 年 6 月，期颐药厂将库存的 3000 单位胰岛素交给卫生处支配，同时许诺制造 18 000—20 000 单位的胰岛素以备市场需求。

虽说期颐药厂的胰岛素顺利通过了卫生处化学实验室的生物标准化测

---

① Folin-Wu 法又称福-吴二氏血液分析法，该方法由美国著名生物化学家福林（Otto Folin）和其学生——中国生物化学家、营养学家吴宪共同提出，该方法为改进的血糖定量分析方法，为胰岛素的发现奠定了基础。

定，但和屈臣氏药厂一样，该厂也时常因为胰岛素制造原料和能源价格的疯涨而陷入困境。1944 年 4—8 月，短短 4 个月，期颐药厂生产同等量的胰岛素所需的牛胰腺、氯化钠等原料采购费以及所耗水电费均增长了至少 1 倍，尽管工部局批准了期颐胰岛素数次上调价格，但电力的严格限制等原因还是限制了其产量。

1924—1936 年的 10 余年里，上海的西药生产积累了一定的产业基础，这为太平洋战争爆发后中国本土的胰岛素生产创造了条件，海上交通的断绝使得进口胰岛素的巨大优势不复存在，部分糖尿病患者对胰岛素依赖的事实，也为胰岛素生产增加了道义上的紧迫感。

在战时动荡不安的历史背景下，中国的胰岛素生产一方面解决了胰岛素缺乏的危机，另一方面也暴露出生产人员的混杂，科研机构、药厂甚至患者家属都加入到其中。无论是英美派掌权的工部局卫生处，还是之后由日方和汪伪政府接手的第一区公署卫生处，作为卫生行政管理机构，其都努力履行了自己的职责，不仅包括试图通过统一管理避免药品囤积、保证药品供应的公共性，同时尝试对胰岛素进行质量监管。只是在当时，连最初生产出胰岛素的美国都没有制定自己的胰岛素标准。

美国医学会和美国药典委员会的医学和药学专家深知：一旦专利过期，急需一条法律来规范市场，否则难免会有某些药品企业生产出不合格的胰岛素药品，甚至假药，这会威胁到糖尿病患者的生命安全。为了应对胰岛素标准的紧急需求，美国药典委员会组建了一个胰岛素咨询委员会，在 1941 年 12 月 1 日公布了《美国药典》（*United States Pharmacopoeia*，USP）的胰岛素标准，12 月 25 日，美国国会以相当高的效率出台了修订后的《联邦食品、药品和化妆品法案》，规定每种品牌的胰岛素上市前都需要美国 FDA 认证，《胰岛素修正案》作为著名的修正案记入美国药物管理史册。胰岛素成为接受美国 FDA 认证的第一个药物。从此以后，在美国销售的药物都必须接受 FDA 认证，FDA 的名字也慢慢家喻户晓。

CHAPTER 07

第七章

硝烟弥漫　夹缝求生

1944年，杨氏化学治疗研究所的公告中提及：由于中国落后的科学，目前胰岛素仍不能自制，单纯依靠进口。战争影响外药的输入，国内市场基本已无胰岛素，患者无药可用。同年，期颐药厂的公告亦提及了糖尿病患者的胰岛素限量配给，该厂自1943年生产名为颐胰岛素的标准因苏林注射剂已有一年多，该注射剂经上海市第一区公署卫生处化学检查科管理，已限额分配给需要胰岛素治疗的糖尿病患者。这些看似普通的公告，虽然寥寥数语，却反映出上海胰岛素短缺紧张的情况。

本章将以伊娃的故事为切入点，从中窥探民国时期胰岛素缺乏给糖尿病患者带来的影响，尝试还原糖尿病患者顽强生存的场景。

第一节　逃难求生到中国

捷克斯洛伐克籍犹太人伊娃·萨克斯尔（Eva Saxl，1920—2003）是一位需要长期使用胰岛素的糖尿病患者。1940年，她和丈夫维克托·萨克斯尔（Victor Saxl，1909—1968）为了逃离对犹太人的迫害来到上海，并凭借良好的教育背景和一定的经济基础，在公共租界内安家。维克托在英国毛纺工业（British Woollen Industries）担任纺织工程师，伊娃则在一家学校担任语言教师，同时兼职为上海的外文报刊撰写文章。

1941年，伊娃发现自己开始容易倦怠，并出现喜欢饮水、体重减轻的症状，就医之后，她得知自己患了糖尿病，需要终身注射胰岛素治疗。那时候，在上海的洋行、药房尚可以购买到胰岛素。伊娃开始使用礼来公司的胰岛素，并每日早晚各注射一次以控制病情。和拉贝一样，称量食物、消毒注射器、打针等医疗行为成为伊娃日常生活的重要内容。

与需要长期注射胰岛素的糖尿病患者共同生活，患者伴侣也要对疾病有相当的了解，维克托对妻子关怀备至，为了确保两人都能够掌握注射技巧，维克托每日早上都负责为伊娃注射胰岛素，晚上则由伊娃自己完成注射。

太平洋战争爆发后，工部局卫生处开始对胰岛素进行限量配给，伊娃也开始进行更严格的节食，以减少胰岛素用量。依靠在卫生处申领到的进口胰岛素，她的病情一直比较平稳。1942 年下半年，卫生处囤积的胰岛素告罄，伊娃换用屈臣氏胰岛素后病情开始恶化。当年 9 月，维克托写信给卫生处，提到自从进口胰岛素在国内市场消失后，他们开始使用国内生产的屈臣氏胰岛素。该胰岛素非但没有效果，还导致伊娃出现严重不适，甚至尿内开始出现大量酮体，即使加倍注射剂量也无用，身体状况进一步恶化。根据屈臣氏胰岛素包装上的说明：胰岛素是由猪胰腺而非牛胰腺提取的，有些患者可能因此对药物反应不佳。维克托认为这可能是伊娃不适合使用该胰岛素。此时伊娃危在旦夕，维克托请求卫生处想办法帮他们找到进口胰岛素或其他合适的本地产品。因为缺乏合适的药品，况且还有很多人的生命也处于危险之中，维克托请求卫生处关注这个问题，帮助糖尿病患者及其家人走出困境。

面对患者的求助，卫生处的工作人员也无能为力。当时上海已经沦陷，日方成立伪上海大道市政府，上海工部局卫生处处长朱尔登也于 1942 年“正式退职”，并由日本人田代良显接任。田代良显回信给维克托，无奈地解释：“目前上海唯一可以获得的胰岛素就是屈臣氏药厂生产的。我处化学实验室正在采取措施想办法生产胰岛素。数月前我们已经向国际红十字会就进口胰岛素的问题求助，但目前尚无答复。我们一旦有了胰岛素，我一定及时通知你。”

相较屈臣氏的产品，卫生处生产的胰岛素受到了患者们的好评，但是由于生产仪器都是拼凑而来的，经常出现故障，卫生处生产的胰岛素没有产量保障。1943 年 3 月，一位叫作容尼·赫布斯特（Jonny Herbst）的糖尿病患者给卫生处致信，说自己已经尝试用过上海可得的所有品牌的胰岛素，唯一有效的就是卫生处化学实验室生产的，但是这种胰岛素经常断供，其他的胰岛素“不仅质量不好，实际上根本就是公共威胁”。他同时还给国际红十字会写信寻求帮助。1 个月后，卫生处收到了国际红十字会驻中国代表的来信，但来信目的不是提供援助，而是恳求卫生处向英国、美国留居上海的部分糖尿病患者提供胰岛素。

伊娃此时的生活状况已陷入了更大的困境。按照纳粹盖世太保约瑟夫·艾伯特·梅辛格（Josef Albert Meisinger，1899—1947）的计划，占领上海的日本当局应该像德国当局一样对犹太人进行屠杀，虽然最后由于种种原因该计划未能执行，但在德国反犹政策的影响下，日本当局决定将犹太难民隔离在虹口的“无国籍难民隔离区”（后文简称隔离区）。伊娃形容隔离区是“一个不到一平方公里却居住了 18 000 名犹太难民的地方”。那里的主要通道都有日本宪兵看守，要想进出必须有日本当局颁发的通行证。因此隔离区的糖尿病患者要想获得胰岛素，比公共租界的患者更加艰难。

隔离区艰苦的生活条件使得伊娃患上了感染性疾病，1943 年 4 月，维克托再次给卫生处致信：“我妻子……的病情是非常严重的那一种。自她最近患了感染性疾病以后，每天至少需要 45 单位的胰岛素……没有胰岛素她就无法生存，哪怕只摄入一点点的碳水化合物她的血糖和酮体就会升得很高。自进口胰岛素耗竭后，我们尝试过很多种胰岛素，效果最好的是工部局卫生处化学实验室生产的胰岛素，其他的品牌，尤其是屈臣氏胰岛素，都没有效果。”伊娃和维克托曾经尝试向化学实验室申请，希望能得到更多一点的胰岛素配给，但因为化学实验室的胰岛素生产量非常少，不可能保障供应。在信末，维克托写道：“大约 4 周前，胰岛素供应再次中断了，我们陷入了绝境。”

也许是被维克托的不懈祈求打动，卫生处想办法为伊娃划拨了 600 单位的胰岛素，虽然这批胰岛素足以维持伊娃一个月的用量，但仍然不能满足伊娃的治疗要求。卫生处人员在回信中告知：“在目前药品短缺的情况下，为了所有的糖尿病患者，我们已经尽力了。”

无奈之下，维克托为了伊娃的生存，只得冒险到黑市购买胰岛素。有一次他用一根价值 80 美元的金条换了 18 瓶胰岛素，但是这些胰岛素完全没有效果，而且还含有杂质。当给伊娃注射的时候，伊娃疼得大叫。伊娃的一个朋友甚至因为使用了黑市的胰岛素而丧生。

虽然境遇艰难，但伊娃是一位坚强的糖尿病患者，她本人也在努力地与糖尿病抗争。她和一些糖尿病患者还一起尝试了中草药，甚至尝试了有肝肾毒性的德国口服药 Synthalin。但非常遗憾，这些尝试对她们来说都是无用之举，胰岛素是伊娃和许多糖尿病患者唯一的救命良药。

第二节　病魔无情人有情

万般思索之下，维克托想到了最后一个办法：自己动手生产。他找朋友借到了胰岛素制造的相关书籍，并在于市政府担任食品化验师的朋友——一位中国人（王先生）的帮助下开始筹备制造胰岛素。

伊娃和他们的厨师每天早上到西摩路的屠宰场去购买动物胰腺。经过一段时间的总结，他们发现水牛胰腺是最佳原料，因为它体积大，和猪胰腺混合加工时效果也很好。伊娃将这些动物胰腺带回实验室，用家用绞肉机将它们绞碎，然后快速加热再冷却以灭活胰酶。一些日本平民得知他们的目的后也提供了帮助，生产胰岛素所需要的酒精和冰块则是生活在隔离区外的糖尿病病友提供的。

维克托因为无法到专业机构检验自己生产的胰岛素是否合格，只能自己想办法进行检测。他准备了 6 只兔子，将它们禁食 24 小时后分成两组，一组注射自己的实验产物，另一组注射伊娃平时使用的有效的胰岛素，然后通过两组兔子是否出现低血糖休克来判断自制胰岛素是否有效，通过出现低血糖休克的时间差来估算自制胰岛素的效能。

但未待维克托检测完成，伊娃的胰岛素就接近耗竭，因此他只能冒险让妻子使用自制胰岛素。以防万一，第一次注射自制胰岛素时维克托请来一位捷克斯洛伐克医生。伊娃后来回忆，当大家发现自制的棕色液体起效时，都兴奋至极。这次特殊的“人体试验”成功后，伊娃和维克托马上带上自制胰岛素奔赴医院，用他们自制的胰岛素挽救了两个因糖尿病酮症酸中毒而昏迷的犹太同胞。

隔离区的犹太糖尿病患者获此消息后，都找到维克托，想办法为自制胰岛素出力，除了集资购买酒精等物品以外，有人寻找冰块，有人捐献磨针器。维克托此时已经升任纺织厂的经理，他通过销售纺织厂生产的羊毛长袜来筹集资金。作为生产自制胰岛素团队里的另一关键人物，中国人王先生自始至终都在帮助维克托，并且分文未取。自制胰岛素不仅挽救了伊娃的生命，还使隔离区内的许多糖尿病患者度过了胰岛素缺乏的危机。

自己动手为亲人制造胰岛素的并非只有维克托一人，期颐药厂厂长吴永竞的母亲也是糖尿病患者，1939 年当他意识到胰岛素有可能断供后，开始尝试在自己的实验室中为母亲制造胰岛素。经过一段时间的实验，吴永竞将自己的成品与礼来胰岛素的疗效进行比较之后，他又把胰岛素供给身边患糖尿病的友人，之后才在药厂开始商业生产。1943 年末到 1944 年，期颐、信谊等药厂出产的胰岛素使得胰岛素短缺的情况稍有缓解，1945 年抗日战争结束后，美国药品大量输入中国，上海的胰岛素供应危机基本结束。

第三节　以己之力　回馈社会

缺药少药的艰苦岁月终于过去，硝烟弥漫的世界战争也终于结束。和平的日子即将来临，伊娃和维克托斟酌再三，决定前往美国开始新的生活。1948年，他们定居在纽约，维克托在一家大公司任职，伊娃则到哥伦比亚大学学习新闻学。有一次在到医生那里做常规随访时，伊娃向医生提起了自己在中国上海的经历，医生对伊娃的故事非常感兴趣，马上把她的故事汇报给美国糖尿病学会（American Diabetes Association，ADA）。伊娃的人生再次因为糖尿病而发生改变。

美国糖尿病学会成立于1940年，是由美国糖尿病医生发起成立的医生组织，该学会在推动糖尿病的全民认知、糖尿病筛查、改善糖尿病患者社会地位和医疗保险方面起到了功不可没的作用。在第二次世界大战以前，人们对糖尿病有很多误解，糖尿病患者在社会上常常受到歧视。很多公司不愿雇佣糖尿病患者，因为大家觉得使用胰岛素的人随时都有可能发生低血糖从而陷入昏迷，甚至认为糖尿病患者只要皮肤受损就会发生感染，必须截肢才能保全性命。

针对社会对糖尿病患者的偏见，美国糖尿病学会很想做一些事情来纠正人们的观点，其中就包括大力宣传。在大众普遍对糖尿病患者抱有成见，而糖尿病患者也不敢承认自己病情的情况下，需要有胆量的糖尿病患者勇敢地站出来。正当美国糖尿病学会为此感到苦恼时，从中国返回美国的伊娃为他们带来了希望。当美国糖尿病学会得知伊娃的故事后，他们立刻意识到“踏破铁鞋无觅处”的糖尿病患者终于出现了。

伊娃和维克托成了名人，许多报纸报道了他们在中国的故事，伊娃夫妇频繁出现在全国的广播和电视节目上。美国广播界和新闻广播史上的传奇人物爱德华·默罗（Edward R. Murrow）邀请伊娃出席了系列节目《我相信》（This I Believe），伊娃不仅向全美听众讲述了自己和胰岛素的故事，还讲述了自己在中国的生活，她说“中国人将中国的生活哲学教给了我”。伊娃和维克托还被邀请到白宫，艾森豪威尔总统接见了他们。

胰岛素的发现者之一贝斯特也邀请他们到多伦多做客。在多伦多，维克托向许多糖尿病专家讲述了自己和中国食品化验师一起生产胰岛素的故事。著名的糖尿病专家乔斯林邀请伊娃把自己的故事分享给糖尿病患者，尤其是那些像伊娃一样年少发病，需要终身注射胰岛素的孩子们。乔斯林还向伊娃赠送了医学书籍，教她如何更好地避免糖尿病的复发等问题。

美国哥伦比亚广播公司（Columbia Broadcasting System）还以伊娃和维克托的故事为素材，拍摄了 7 集电视剧《定时炸弹》（*Time Bomb*）。取名“定时炸弹”，意在指当胰岛素用完之时，就是伊娃的死期，而维克托则必须与时间赛跑，解救自己的妻子。采用电视、电影等手段完成对糖尿病的宣传，是美国糖尿病学会的常用手段。到了 21 世纪，美国著名的糖尿病患者网上社区（D Life）推出了纪录片《伊娃的故事》（*The Eva Saxl Story*），再次引用了伊娃的故事以激励全美的糖尿病患者。

伊娃毕业后在多家媒体担任通讯记者，同时参与糖尿病主题的公益活动。1968 年，维克托受雇于联合国，作为经济和工业专家到发展中国家进行纺织业考察并提供技术支持。伊娃跟随他走访了乌拉圭、巴西、委内瑞拉、墨西哥等地，在到达智利后，当他们拜访伊娃战后唯一幸存的弟弟时，维克托因心脏病发作去世。伊娃悲痛万分，她从未想过维克托会先于自己离世。因为维克托平时不吸烟、不喝酒，没有不良嗜好，还是个游泳健将。维克托的突然离世，使伊娃备受打击。后来，伊娃留在了智利，并和弟弟在圣地亚哥定居。

但她很快从悲伤中走出来，作为有幸从战争中获得生存的糖尿病患者，伊娃为智利的糖尿病教育开始奔波。从 1976 年开始，伊娃在智利糖尿病协会、国际红十字会义务任教。她利用在美国乔斯林糖尿病中心（Joslin Diabtes Center）的学习以及通过参加会议、阅读文献等渠道获取的知识，将最新的糖尿病信息带回智利，并为智利能够拥有西班牙文的教育材料奔走呼吁。1991 年，伊娃因在糖尿病领域做出的杰出贡献，获得了查尔斯·贝斯特奖章。

为了生存，疾病把伊娃塑造成一位严格的糖尿病管理者。她一生严格地遵循低碳水化合物饮食标准，按时注射胰岛素，树立了糖尿病患者自律管理的榜样。尽管晚年患了结肠癌和白内障，但她一直没有出现糖尿病并发症。2003 年 10 月伊娃去世，作为一名患病 60 余年的糖尿病患者，这或许是她人生中最后一个由自己创造的奇迹。

CHAPTER 08

第八章

休克疗法　治疗患者

胰岛素虽然是为满足糖尿病患者的需求而被发现的，但是在投入使用后的一段时间内，胰岛素被视为医学史上的“万灵药”，成为无数患者的救命稻草。医学史上曾经出现过经典的“万灵药”，如中世纪时期发现的硫元素、盐、汞，都曾经成为那个时代医生手中的“救人法宝”。因为当时能够称得上“药物”的确实太少了，所以一些含有化学元素的新物质一旦被发现，就被医生视为非常有效的新药物，而这些新药物，在那无药可用或药效甚微的时代，都被人们视为可以“药到病除”的神奇药物。

无论药物是否有效，有药可用，至少比无药可吃情况可观。胰岛素被发现以后，不仅用来治疗糖尿病，它也曾经被用于治疗宫颈柱状上皮异位、哮喘、肝硬化等多种疾病。如此一来，胰岛素被视为“万灵药”也就不足为奇了。

1938 年，《中华医学杂志》刊出的《胰岛素》一文，总结了 5 年内关于胰岛素的临床研究。文中谈及，胰岛素除了用于治疗糖尿病外，还被广泛用于治疗肺病、心脏病、肾脏病、月经失调等 18 种疾病，其中，关于胰岛素应用在营养不良、肺结核、精神分裂症方面的研究较为深入。前两者与胰岛素能够降血糖、刺激食欲有关，而治疗精神分裂症的胰岛素休克疗法（insulin shock therapy）一直存有争议。该疗法在 20 世纪 30 年代兴起，在 50 年代后期被精神病学界广泛应用，最后到 60 年代逐渐沉寂。关于胰岛素休克疗法的治疗原理是否合理，其治疗又是否有效，人们一直在争论。

20 世纪 90 年代后，一些医生、医史学者也开始重新审视胰岛素休克疗法的历史，关于美国、英国、德国、丹麦、波兰的胰岛素休克疗法的历史研究相继发表，学者们开始反思胰岛素休克疗法的兴衰与各国的政治、经济、社会文化背景，精神病学发展以及医护人员等的关系。

第一节 胰岛素休克疗法的兴起

胰岛素休克疗法最早由奥地利医生曼弗雷德·塞克尔（Manfred Sakel, 1900—1957）提出。1927年，在柏林从业的塞克尔在治疗吗啡成瘾的患者时，发现因注射过量胰岛素而陷入昏迷的患者，清醒后会变得较注射前安静。1930年，塞克尔使用三倍于缓解吗啡戒断症状的胰岛素用量来诱导患者出现低血糖昏迷，此状态持续30分钟左右，然后用鼻饲或静脉注射的方式给予患者葡萄糖，使患者恢复意识。此过程每日重复，并持续六周。在患者恢复意识后，塞克尔持续与患者交谈，用以判断治疗过程中患者的意识状态以及治疗后患者精神状态恢复的情况。精神病患者常常执着于自己的不合理认知，使他们发现自身思维的不合理性几乎是不可能的。然而，塞克尔发现，患者在接受胰岛素昏迷并苏醒后，常常表现出清醒的意识，能够较为准确地回答他的提问。他将这一临床观察结果发表在德国的一本医学杂志上。1933年，塞克尔返回维也纳行医，开始在临床上进行胰岛素试验，发表了利用过量胰岛素注射引发患者产生低血糖昏迷来治疗精神分裂症的报告，并将这一疗法称作胰岛素休克疗法，从而开创了精神疾病治疗的新篇章。1935年，塞克尔出版了《治疗精神分裂症的新方法》一书。之后的几年，胰岛素休克疗法在欧洲、美国、日本、澳大利亚得到广泛的应用，许多医生都谈论该疗法对精神分裂症有非常好的治疗效果。

胰岛素休克疗法具体方法是：使用合适剂量的胰岛素使患者陷入昏迷状态，再通过鼻饲或者静脉注射葡萄糖的方式来终止这种昏迷，从而达到治疗效果，一个疗程可以使患者昏迷多达60次。塞克尔在发明胰岛素休克疗法之时使用的是德文insulinshockbehandlung，译作英文为insulin shock therapy，塞克尔使用shock一词来强调治疗中血压下降、出汗、心率呼吸增快等反应的重要性。

随着相关研究的深入，许多学者认识到治疗的关键并不在于出现类似“休克”的症状，而在于昏迷的环节，由于治疗过程中有时还会伴有昏迷后抽搐的症状，遂有学者提出以胰岛素疗法（insulin therapy）或惊厥疗法（convulsive therapy）取代休克疗法（shock therapy），也有学者倾向于使用胰岛素昏迷治疗（insulin coma treatment），总体来说胰岛素休克疗法和胰岛素昏迷疗法（insulin coma therapy）在英文文献中比较常见。

胰岛素休克疗法是 insulin shock therapy 最早的中文译名，之后还出现了震荡治疗、昏迷疗法、抽搐疗法等中文译称，但总体说来，胰岛素休克疗法是中国医学界最常用的指代 insulin shock therapy 和 insulin coma therapy 的中文译称。

第二节　胰岛素休克疗法的应用

20 世纪 30 年代末，中国的精神科医师开始将胰岛素休克疗法应用于精神分裂症的治疗，无论在时间还是方法上，都基本与西方医学界同步。20 世纪 50 年代，胰岛素休克疗法在中国获得了较为广泛的应用。20 世纪 60 年代之后，胰岛素休克疗法的应用开始减少并逐渐退出临床领域。

中国的胰岛素休克疗法从发展到衰落的时间节点与国外胰岛素休克疗法无太大差异，但中国的胰岛素休克疗法在具体应用过程中却呈现出较为明显的特色，这与中国特定的历史背景是分不开的。

中国最早的胰岛素休克疗法是在上海开展的。1936 年秋天，国立上海医学院（National Shanghai Medical School）神经精神科（Division of Neurology and Psychiatry）的奥地利籍医师韩芬（Fanny Gisela Halpern，1899—1952）开

始在临床试用胰岛素休克疗方法，当时该疗法本身尚处于试验阶段，胰岛素用量和整个治疗过程的具体步骤的时间长短都没有明确的规定，全凭医生的个人经验和直觉进行判断。治疗最难之处在于判断何时终结胰岛素休克治疗，如果结束过早，患者没有陷入昏迷，达不到治疗效果；如果终结过晚，则患者可能因为血糖过低，一直昏迷下去，所以整个治疗过程需要医生和护士进行不间断的观察。

自 1936 年 10 月到 1937 年 4 月，韩芬和同事针对胰岛素休克疗法开展临床试验，他们采用与塞克尔类似的方法，最后仅有 8 名患者完成了试验，4 名恢复正常生活，1 名社会适应能力明显恢复，仅出现轻微的人格改变，1 名稍有好转，2 名治疗无效。

虽说最初研究的病例数比较有限，但随着胰岛素休克疗法的普及，到 20 世纪 40 年代初，上海的许多家医院的精神科或精神病医院都开展了胰岛素休克疗法。除了上海之外，其他一些城市如北京、成都的精神病院也都开展了胰岛素休克疗法，北京和上海的一些专家还开展了胰岛素休克疗法作用机理的研究。

1941 年，粟宗华（1904—1970）等总结了自 1936 年以来 4 年间在国立上海医学院神经科采用胰岛素休克疗法治疗 139 例（其中单纯用胰岛素休克疗法的有 69 例）患者的经验，得到的结论是：患者年龄多在 20 岁到 40 岁之间，生病期越短的患者，相对治疗效果越好，且胰岛素休克治疗的效果，以初次使用为佳。

通过对比，同期发表在《中华医学杂志》上的文章与发表在其他医学杂志上的原创性学术文章类似，对胰岛素休克疗法的治疗效果评价，采用的亦是病例系列分析（case series analysis）的研究方法，即对一组（几例、几十例、几百例或几千例等）相同疾病的临床资料进行整理、统计、分析、总结并得出结论。这是临床医生最为熟悉的一类研究方法，可以分析疾病的临床表现特征，达到评价预防性、治疗性措施的效果。韩芬、粟宗华等精神科医生和乐文照、王叔咸等内科医生一样，以同样的方式观察着胰岛素在精神病学、糖尿病学中的应用效果。

1941 年末，进口胰岛素的供应中断，不仅给糖尿病患者的生命安全带来了威胁，也极大地影响了精神科医生治疗精神分裂症工作的开展。自 12 月工部局卫生处宣布要对胰岛素进行管制起，公共租界的多家精神病医院和精神科医师就开始与卫生处接洽，要求卫生处同时分拨胰岛素以供精神分裂症治疗所用，而胰岛素休克疗法的胰岛素用量常常较大，并且多于糖尿病患者所需药量。

以国际红十字会神经系病治疗院为例，1941 年 12 月 26 日，该院负责人李邦政致信卫生处，希望申领大约 65 000 单位的胰岛素以补充该院之后 6 个月的胰岛素休克疗法所需，大约每名患者每月的用量为 1500 单位。而当时工部局收缴的全部胰岛素几乎不够糖尿病患者 3 个月的用量。于是卫生处很快回绝了李邦政的要求，还请求李邦政把该院现有的准备用于精神分裂症治疗的 70 000 单位胰岛素上交，以缓解糖尿病患者的胰岛素短缺情况。但是李邦政在回信中委婉地表示了医院不想上交胰岛素的意愿，并解释说若精神病患者得不到治疗，也会成为社会的极大负担。

面对这个难题，时任上海工部局卫生处处长朱尔登和实验室主管分析师（chief analyst）巴顿（R. H. Barton）进行了讨论，两人认为精神分裂症的胰岛素休克疗法虽说有一些成效，但毕竟属于尚有争议的疗法，虽有一些治愈的病例报告，但亦有许多没有好转的病例。在这种情况下，把大量的胰岛素用于精神分裂症治疗无疑是对胰岛素资源的浪费。再者，胰岛素休克疗法并非精神病治疗的唯一方法，例如卡地阿唑（Cardiazol，又叫戊四氮）就有与之类似的治疗效果。

总之，相较于精神病患者来说，胰岛素对糖尿病患者更不可或缺。所以朱尔登和巴顿强烈建议将所有精神病院持有的胰岛素收集起来，分拨给糖尿病患者使用。朱尔登还特别强调上海医学界的许多著名学者也都会支持他的意见:“不管精神病治疗多么需要胰岛素,在目前的紧急情况下,胰岛素都应该留给糖尿病患者。”

1942 年 2 月末,在数次信件、电话沟通后,李邦政代表医院愿意分批次上交 30 000 单位的胰岛素,而卫生处也接受了该院的提议。从 1941 年末到 1943 年中期,卫生处间或收到来自精神科医师的来信,请求申领胰岛素。1943 年的三四月份,胰岛素短缺情况越发严重,像伊娃、赫布斯特这样的糖尿病患者因为胰岛素的缺乏几乎难以维生,但同时,上海同仁医院、中国精神病医院的医生却在给卫生处的信中写道:“患者每日需要 50 单位胰岛素进行胰岛素休克治疗”“敝院精神病患者每月需要 3000 单位胰岛素”。在给上海同仁医院的回信中,卫生处副处长永井勇回复道:“很抱歉不能答应您的请求……因为十分有限的胰岛素供应对于糖尿病治疗来说是不可缺少的,我们已经有 1 年多没有将胰岛素用于精神分裂症的治疗了。”从朱尔登、巴顿到后来的田代良显、永井勇,卫生处的工作人员一直都立场明确地将胰岛素适应人群的天平倾向了糖尿病患者。

从 1943 到 1944 年,一家中国药厂——杨氏化学治疗研究所加入到胰岛素生产的行列。该研究所生产的胰岛素又名“胰岛萌”,为其主打产品之一,在 1944—1946 年被用于糖尿病和精神病的临床治疗。新中国成立后,该所还成为中国胰岛素生产的重要技术源头。1945 年抗日战争结束后,美国药品大量输入中国,一方面极大地冲击了国产药业,另一方面也缓解了上海的胰岛素危机,进口胰岛素再次成为市场的主要占有者。

从糖尿病患者的角度看胰岛素,人们称胰岛素是划时代的药物,挽救了无数糖尿病患者的生命。从精神病患者的角度谈胰岛素,胰岛素休克疗法常常被称为缺乏理论基础的、短命的(short-lived)、摧残患者的疗法,甚至被称为 20 世纪早期治疗精神病患者的荒唐疗法。

当胰岛素作为胰腺内分泌学的核心概念之一传入中国时,中国致力于研究糖尿病的西医医师们也逐渐发生了一些改变,他们不再片面重视患者的个体症状感受，也不再将症状作为必要的评判标准以诊疗疾病，而是科学构建出了一个理想化的糖尿病诊疗体系。

器官病理学的确立使医生们坚信，外在的疾病背后存在不可见的、潜在的病理改变过程。那些来医院诊治外科疾病的患者未必没有糖尿病，看起来健康的人也未必没有糖尿病，能从根本上探知糖尿病的发生，依据尿液和血液的检查是比较可靠的诊断方法。

在以胰岛素和胰腺为中心建构起来的糖尿病概念中，疾病作为一个实体而明确存在，不会因为症状表现类似而与消渴混淆，亦不会因为医生没有发现阳性体征而无法诊断。患者和医生的个体经验：无论是个体化的、因患者对自己身体状况重视程度不同和感受不同而异的症状，还是未必存在的、因医生年资和观察力不同而待发现的体征在很大程度上被消解了。在由症状、体征、实验室检查构成的三种不同的疾病叙事话语中，实验室检查成为糖尿病最终裁决的最强音。

当胰岛素的分配在糖尿病患者和精神分裂症患者之间产生矛盾时，被精神科医生认可的胰岛素休克疗法遭遇了药理学学者、内科医生的质疑。西医学界内部的认知出现了矛盾。如同内科医生看到胰岛素对糖尿病的治疗作用一样，精神科医生看到的是这样的情况：一名 35 岁壮年男性，极度恐惧不安，在 4 个月中多次尝试自杀，却在使用了 30 余次胰岛素休克疗法后恢复如常。刚刚大学毕业担任会计的年轻女性在语无伦次 1 个多月后，经 10 次胰岛素休克治疗后恢复正常，顺利复职。而以上出现在精神科医生论文中的种种良好表现，却被内科医生评价为“尚处于实验阶段”。

这一现象表明，在数据、表格所构成的医学论文背后，医生的治疗经验由医学语言所包装。这种经验不同于患者的患病经验，不再是单纯的个体的身体感受，而是经过专业医学训练、观察以及大量临床病例总结的结果，有实验室和影像学检查的数据支撑。从胰岛素的发展历史中，我们也能够体会到，近代西医学的发展，逐渐脱离了患者的经验，也不再依赖医生的经验，实验室检查、影像学检查、基因检测等技术手段成为医生判断疾病最可靠的依据。

第三节　患者体验和医生经验

新中国成立后，中国的精神病学建设逐渐发展起来。胰岛素休克疗法作为最早应用于精神病学的临床治疗方法，也获得了快速发展。中国精神病院的建设在 20 世纪 50 年代迎来了第一次发展高潮。在新中国成立后早期的精神病院中，床位规模最大的有上海市精神卫生中心和北京市安定医院，其医疗能力是具有全国性影响的。此外，北京大学医学院神经精神科、华西医学院、湘雅医学院精神科和南京脑科医院都是当时中国精神病学的著名机构。

上海市精神卫生中心自 1935 年至 1956 年，共收治精神分裂症患者 2003 例。其中，接受胰岛素治疗的患者有 492 例，痊愈 146 例（29.67%），显著好转 151 例（30.69%），好转 78 例（15.85%）；南京脑科医院自 1949 年至 1959 年 3 月，共有 2663 例精神病患者接受胰岛素休克疗法的治疗，其中，痊愈者 813 例（30.53%），显著好转者 754 例（28.31%），未愈者 680 例（25.54%）；湘雅医学院精神科自 1955 年 3 月至 1956 年 8 月，用胰岛素休克疗法和胰岛素半昏迷疗法治疗了 89 例精神分裂症患者；北京大学医学院神经精神科自 1952 年至 1958 年，共使用胰岛素休克疗法治疗 40 例躁狂抑郁性精神病患者。20 世纪 50 年代，中国的精神病学医生根据临床应用的经验，结合中国当时的特殊历史背景，对胰岛素休克疗法做出了一些改良。

一、理论研究

在胰岛素休克疗法应用过程中，最关键的问题在于如何既能达到最佳治疗效果而又不使患者陷入稽延性昏迷[①]。因此在理论研究层面，把每次昏迷的过程记录按照一定标准分为适当的阶段就至关重要。在经典胰岛素休克疗法中，塞克尔将胰岛素休克疗法分为四期：治疗前准备期、猛烈攻击期、疗养和观察期、巩固期。但是这种分期方法专业性并不强，一些医生也对此提出了质疑。北京大学医学院神经精神科王景祥教授，观察了1953—1955年的225例精神病患者，结合巴甫洛夫学说[②]，分析了治疗时各种临床现象出现和消失的规律，并以第二信号系统受抑制的程度为标志，对胰岛素休克疗法每次治疗过程的临床分期进行了新的定义。根据王景祥的观点，胰岛素昏迷治疗的治疗过程可以分为以下四期。

第一期（朦胧前期）：从注射胰岛素到超限抑制出现之前的阶段，患者多处于嗜睡或无力状态，但神经活动与注射胰岛素之前基本相同。

第二期（朦胧期）：从超限抑制出现到扩散至整个第二信号系统之前，患者会出现“精神活动缓慢”和意识朦胧。

第三期（浑浊期）：是指从第二信号系统完全被抑制到防御反射完全消失之前的阶段，患者在此阶段可有原始反射的出现及肌张力的改变。

第四期（昏迷期）：指对皮层刺激的防御反射完全消失的阶段，患者在这一阶段所有的反射均消失。

这种分期的方式，较明确地划清了各期界限，并提出各种检查方法，为改良胰岛素休克疗法提供了理论参考。

二、胰岛素注射原则改良

塞克尔所创立的经典胰岛素休克疗法中，胰岛素的注射原则为：胰岛素剂量逐渐增加。由于不同的患者对胰岛素的反应不同，实施胰岛素休克疗法的医

---

① 胰岛素昏迷的患者在接受葡萄糖鼻饲或静脉注射后超过20分钟未能苏醒，称为稽延性昏迷。这是胰岛素休克疗法最为严重的并发症，可致患者死亡。

② 巴甫洛夫认为大脑皮层的细胞具有脆弱性，当受到不良刺激后会进入抑制状态，这种状态具有保护作用。

生一般会给予患者 8—10 单位的胰岛素作为首次注射剂量，以后逐渐加量，每日递增 8—20 单位，以注射胰岛素后 3—4 小时内初次引发昏迷并能迅速苏醒为标准，直至引发昏迷。此方法约 2 周可使患者进入昏迷期。当患者达到昏迷剂量时，所需胰岛素的总剂量约为 1100 单位。

20 世纪 50 年代初，中国的国产胰岛素很难满足临床进行胰岛素休克治疗的需求，如何在保证疗效的前提下减少胰岛素用量成为当时面临的实际问题。上海市精神卫生中心粟宗华等，自 1954 年 3 月起，尝试采用胰岛素快速增加法。这个方法是将第一次注射量提高到 30 单位，第二次增加到 60 单位，第三次增加到 100 单位，第四次增加到 150 单位，第五次增加到 200 单位，多数患者可在接受胰岛素注射第五日达到昏迷状态，所需胰岛素剂量为 540 单位，较经典胰岛素注射方案节省了胰岛素 560 单位。

随后，粟宗华等又在胰岛素快速增加法的基础上尝试胰岛素曲折增减法。胰岛素曲折增减法多用于接受胰岛素注射剂量达 200 单位而不发生昏迷反应的患者，在下次治疗时，不按常规加大剂量，而是骤减剂量（60 单位），接下来的治疗再次骤加（240 单位）。按照经典胰岛素休克疗法，此项操作在患者接受治疗 2—3 周后才可实施，上海市精神卫生中心的医生将此方法叠加于胰岛素快速增加法之上，在患者接受胰岛素休克疗法初期便予以实施，缩短了患者进入昏迷状态所用的时间。

由于胰岛素快速增加法取得了一定成绩，上海市精神卫生中心又进一步提出了超速增加法：第一日注射 20 单位，第二日注射 100 单位，第三日注射 200 单位。这样，所需胰岛素共 320 单位，比经典胰岛素注射方案节省胰岛素 780 单位，比胰岛素快速增加法注射方案节省胰岛素 220 单位。但中国人民解放军第一〇二医院的高柏良认为，从整个疗程用量来看，慢加法与快加法总体胰岛素用量差别不大，考虑到快加法反而增加了稽延性昏迷的风险，并不提倡应用。1954 年，上海市精神卫生中心贾诚谊提出，对患者进行胰岛素耐量试验，预先评估使患者陷入昏迷的剂量。根据他的研究，80%以上的患者能够以低于 200 单位的胰岛素用量引发昏迷，约 1/3 的患者能以加用 0.1 克戊巴比妥钠的方法，减少昏迷所用的胰岛素剂量。

三、食糖替代品研究

在结束胰岛素昏迷治疗时，医生会为患者鼻饲食用糖液或静脉注射葡萄糖液以唤醒患者。根据经典胰岛素休克疗法的治疗方案，患者每接受 1 单位胰岛素，需要服用 2 克食糖。进入到昏迷阶段的患者，每日需要食糖 400 克。如何减少食糖的消耗，成为当时研究的又一热点。最初，医生选择减少胰岛素与食糖的使用比例的办法以减少食糖的消耗。1953 年，上海市精神卫生中心为患者实施胰岛素休克疗法时，胰岛素与食糖的使用比为 1∶2；到 1954 年 8 月，这个比例已降至 1∶0.8，进入昏迷期的患者，每日需食糖降低到 160 克。但这对于当时的中国社会来说，依然是很大的物资负担。当时上海市精神卫生中心的职工，每人每月只有 300 克食糖的计划供应。因此，寻找食糖替代品又成了当时研究的热点。

自 1954 年 10 月起，上海市精神卫生中心的医生开始寻找食糖替代品。替代品主要有六种：藕粉、代藕粉、本地山芋、洋山芋、红枣及米汤。根据研究结果，上述替代品能够代替食糖及葡萄糖，达到相同的临床效果，不仅价格低廉，而且容易获得，且符合中国人的饮食习惯，可以避免因服用大量糖水而引起恶心呕吐、消化不良、食欲不振、腹泻等症状。其中以洋山芋和红枣效果最好，几乎与食糖完全等效，其次为米汤，再次为藕粉。

自 1955 年 1 月起，上海市精神卫生中心开始尝试以炒米粉和炒面粉作为食糖替代品。从科学研究的观点来看，食糖替代品的研究看似学术价值不大，因为一切碳水化合物均可作为食糖的替代品。但考虑到当时中国社会物资紧缺的状况，该项研究有较为重要的现实意义。以上海市精神卫生中心为例，1953 年之前，按照胰岛素与食糖 1∶2 的比例，全院每日需要食糖 24 000

克，每斤市价 7 角，共约 33 元 6 角。全年以 280 个治疗日计算，共需人民币 9408 元。1954 年，上海市精神卫生中心把鼻饲标准降为 1∶0.8，每年所需食糖折合人民币 3763.2 元。自改为炒米粉和炒面粉之后，每日各需米粉、面粉各 10 斤，年折合人民币 840 元，较 1953 年节省 8568 元，较 1954 年节省 2923.2 元。

1954 年，氯丙嗪开始走入临床，连同胰岛素休克疗法、电休克疗法一起呈现在医生面前。由于当时的精神科医生对胰岛素休克疗法、电休克疗法，以及抗精神病药物对大脑的具体作用机制并不熟悉，医生面对不同的患者选择不同的治疗方式时，带有很大的“尝试性”。由于使用抗精神病药物更加节省人力物力，且避免了很多严重的并发症（如胰岛素休克疗法导致的稽延性昏迷及电休克疗法导致的骨折），通常成为医生的首选项。在日渐积累的临床实践中，精神科医生逐渐根据经验得出结论：抗精神病药物对于大多数类型的精神疾病有效，尤其是对于狂躁型患者，有良好的镇静作用；电休克疗法对重度抑郁患者有效，且有抗精神病药物不可替代的优势；而胰岛素休克疗法所能取得的疗效并无“不可取代”的特殊之处，加之其实施过程复杂、人力物力耗费严重，20 世纪 60 年代之后，胰岛素休克疗法的应用开始减少，70 年代之后，几乎不再被使用。当一种更便捷、更安全、更有效的治疗方法出现后，之前不完善的疗法便被取代，从医生的视角来看，胰岛素休克疗法的式微是医学发展过程中优胜劣汰的自然选择。

20 世纪 50 年代末到 70 年代，中国的医疗政策、社会文化背景也加速了胰岛素休克疗法退出精神疾病治疗的历史舞台。

1958 年起，中国的社区精神卫生工作逐步开展，社区精神病学兴起。1958 年 6 月 2 日，卫生部在南京召开了全国精神疾病防治工作会议，把“积极开展社区精神卫生工作”列为工作重点之一，并提出了“药疗、工疗、娱疗及教育疗法”相结合的工作方法。胰岛素休克疗法及电休克疗法作为躯体疗法，并未列入工作方针。由于卫生设施条件及人员配备的限制，在社区卫生院开展胰岛素休克疗法几乎没有可能，而精神病药物却因其服用方便、并发症较少等原因得到进一步普及。

“文化大革命”时期，胰岛素休克疗法的应用受到了较强的阻力。1967—1977 年，中国精神病院的工作受阻，仅社区精神病院仍承担着一部分精神病患者的救治工作。国家加大了对精神病患者相关权益的关注，并向精神病院发出呼声，要“让精神病患者感受到家一般的温暖”，而胰岛素休克疗法由于在实施过程中会给患者带来巨大的痛苦，被视为加在“精神病患者头上的三把洋斧”之一，导致胰岛素休克疗法的实施在这一阶段遭遇全面“叫停”。1976 年之后，很难再找到关于胰岛素休克疗法的文献记载。

医学从来不是脱离社会而孤立存在的，医学的发展必然受到所处的特定时代背景的影响与塑造。当精神病治疗学处于一片荒芜阶段时，胰岛素休克疗法的出现仿佛是茫茫大海中的一座灯塔，带给人探索的希望。而科学家在探索的过程中却发现了更佳的方向——抗精神病药物治疗。胰岛素休克疗法逐渐被抗精神病药物治疗取代是多因素共同作用下的医学决策，是在综合考虑疗效、安全性、操作技术难度等因素的基础上做出的利益平衡决策，受到心理、社会等诸多因素的影响。

从 20 世纪 30 年代末到 20 世纪 70 年代末，中国的社会历史发生了巨大变革。胰岛素休克疗法乃至整个精神病学的发展都如一叶扁舟——在历史的震荡中艰难前行。

一项医学技术的兴衰，不仅是医学本身优胜劣汰的选择，也受社会经济、政治、文化的影响。在中国，胰岛素休克疗法的理论基础深受巴甫洛夫学说的影响，其改良显示出以节约财力为目的的诉求，与当时的社会政治、经济因素息息相关。国家对于精神病学发展的整体规划，在新中国初期的十年里促进了胰岛素休克疗法的发展，但是在新中国成立后第二个十年里又加速了其退出医学的舞台。

胰岛素休克疗法是一个很好的例证，这说明了医学知识是在不同的社会进程中被塑造和被影响的。社会不是被动地接受医学的发展而发生变化，而是主动地去影响和塑造医学发展的进程的。医学最终呈现给大众的面貌，是医学本体的发展与周围的社会环境交互作用的结果。

CHAPTER 09

第九章

困难年代　寻求发展

结晶牛胰岛素的人工合成是新中国成立以来最重要的科学研究成果之一。在此之前，世界上关于胰岛素的合成工作没有成功先例。不仅如此，中国的科学家还面临着与科学强国德国和美国的竞争，最终却在一穷二白的条件下取得了世界一流的成果。因为此项事业的辉煌成就，结晶牛胰岛素的合成成为家喻户晓的事件。中国的胰岛素工作究竟是如何开展的？又是如何成功的？科学家们又为此付出了怎样的青春与心血？其中的故事值得我们铭记。

第一节　困难年代求发展　合成一个蛋白质

一、任务艰巨　难以完成

胰岛素是一个典型的球状蛋白质，包含四级结构。一级结构为包含 21 个氨基酸残基的 A 链与包含 30 个氨基酸残基的 B 链，通过 2 个二硫键相连。此外，在 A 链中另有 1 个二硫键的内部链接。二级结构为氨基酸残基的排列形式，有的呈螺旋结构，使肽链（A 链和 B 链）紧密；有的呈 β-转角，使肽链走向转折；有的处于较松散状态，富于柔性。三级结构为肽链按一定方式折叠或卷曲成特殊形态的完整分子。四级结构为单体胰岛素在一定条件下由锌离子络合聚集成的二体或六体。

英国化学家弗雷德里克·桑格（Fredrick Sanger）经过 10 年努力，于 1955 年完成了第一种蛋白质——胰岛素的一级结构测定工作，并于 1958 年获得诺贝尔化学奖。蛋白质的神秘面纱被一层层剥去，但是当时人们对它的了解仍然非常有限。人们仅仅知道其一级结构，因此合成胰岛素的工作仍然困难重重，世界权威期刊《自然》（*Nature*）也发表评论文章说：“人工合成胰岛素不是近期能做到的。”

然而，世界上就是有这样一群不畏艰难险阻的人，他们敢为人先，愿意尝试，即使是看上去不可能完成的难题，他们也敢于去试一试。就在 1958 年，正是桑格获得诺贝尔化学奖的那一年，有三个国家几乎同时提出了人工合成胰岛素这一课题。

一个是远在大洋彼岸的美国。美国匹兹堡大学医学院生物化学系一位年轻的副教授帕纳约蒂斯·卡佐亚尼斯（Panayotis Katsoyannis）雄心勃勃，受过良好训练的他希望将合成胰岛素当作自己的下一个目标，虽然这个想法也曾受到善意的劝阻，但他并未放弃，敢于面对挑战，他很快便构想出一条初步的合成途径，建立起自己的实验室。

另一个是位于欧洲中部的联邦德国。德国羊毛研究所赫尔穆特·查恩（Helmut Zahn）教授和他的小组卷入这个课题具有一定的偶然性，查恩教授的主要研究方向是羊毛，羊毛也是一种蛋白质，在结构上和胰岛素有类似之处，但他的学生斯坦纳（D. F. Steiner）和一些同学厌倦了羊毛研究，很想换一个“口味”，当时他们偶然听说有人在合成他们熟悉的胰岛素分子，就也想在自己的实验室尝试，向查恩反映之后，查恩经过一番深思熟虑，同意向合成胰岛素的领域进军。

第三个就是中国。1958 年的中国，和美国、联邦德国并没有建立外交关系，也不可能通过私人关系等获得这两个并不知名的实验室的消息。之所以巧合地提出这样一个合成胰岛素的课题，更有可能是受到当时国内环境的影响。那一年，为了实现“赶英超美”的目标，中国的科学家们焦急地寻找着突破口。中国科学院上海生物化学研究所（简称上海生化所，前身为中国科学院生理生化研究所）的科学家们也不断地召开会议寻找选题，各种各样的课题被提出，又被不断地推翻，就在人们的热烈讨论中，“合成一个蛋白质”这一课题被推了出来。

但究竟是谁首先提出了合成蛋白质这个课题，至今仍然无从查证，或许是因为大家的讨论过于激烈，常常是一种观点一经提出便各抒己见；又或许是大家习惯了争先发言。邹承鲁院士在《综合生物化学》一书中这样描述当时的情形，“那个时候人们常常抢着发言，原初的想法可能同时出自多个不同的人”。时至今日，依据所能查考的文献资料来看，想要确定是谁首先提出的这个想法，几乎是不可能的。但可以确定的是，这个课题最早是由上海生化所提出的。

起初，上海生化所的研究员们并不认为“合成一个蛋白质”是一个需要立即着手行动的课题，在他们看来，这也仅仅是“征服癌症”“合成生命”众多课题中的一个，所以，他们的最初构想是在 20 年内完成这个课题。然而，这个计划却在上海生化所的群众讨论会上遭到了反对，大家深恐落后，认为科学研究也应该响应号召，实现跃进。所以在这次群众讨论会之后，原定的在 20 年内完成目标的“人工合成胰岛素”科研计划，被缩短为 5 年——本就不可能完成的任务，变得更加不可能。1958 年 7 月，周恩来总理在“上海市科学技术展览会”上看到了这一课题的相关展览，讲解人员告诉周恩来，上海生化所打算用 5 年时间完成该课题。周恩来说：“5 年是不是太长了？”后来上海生化所经过激烈讨论，将完成时间缩短到 4 年。

二、制订计划　分工合作

由于只有胰岛素是当时唯一明确一级结构的蛋白质，所以“合成一个蛋白质”的目标，进一步被明确为“合成胰岛素”。1958 年 12 月 8—12 日，北京大学生物化学教研组、北京大学有机化学教研组、上海生化所等多家单位举行“胰岛素文献报告学习讨论会”，此次会议正式将“合成胰岛素”的课题确立下来，完成时间也进一步缩短到两年，如行军作战一样，会议提出这一课题分五次“战役”来完成（表 9.1）。与人造地球卫星作为 1958 年的首项重点研究项目获得科研代号“581”一样，1959 年 6 月，这项工作也被列入 1959 年全国科研计划，并获得了国家机密研究计划所有的标志，它的代号为“601”，含义是“1960 年第一项重点研究项目”。

表 9.1 人工合成胰岛素五次“战役”时间表

阶段	时间	主要任务
第一次“战役”	1958 年 12 月 15 日至 1959 年 1 月 15 日	全面准备，重点突破
第二次“战役”	1959 年 1 月 15 日至 1959 年 3 月 8 日	上下并举，各路进攻
第三次“战役”	1959 年 3 月 8 日至 1959 年 5 月 1 日	长驱直入，智取胰岛
第四次“战役”	1959 年 5 月 1 日至 1959 年 7 月 1 日	巩固阵地，扩大战果
第五次“战役”	1959 年 7 月 1 日至 1959 年 10 月 1 日	合成促肾上腺皮质激素

1959 年 1 月，上海生化所很快成立了以副所长曹天钦为组长的 5 人领导小组：曹天钦、王芷涯、张友尚、陈常庆、杜苍雨。在广泛听取大家意见的基础上，他们确定了人工合成胰岛素的战略决策，并采取“五路进军”的方案：①有机合成——钮经义负责；②天然胰岛素拆合——邹承鲁负责；③肽库——曹天钦负责；④酶激活——沈昭文负责；⑤转肽——沈昭文负责。

此外，上海生化所还有一个人，虽然没有直接参与领导工作，却间接地将这支队伍组建到一起，此人正是所长王应睐。农民家庭出身的王应睐于 1941 年获得英国剑桥大学生物化学博士学位，第二次世界大战结束后回到祖国。1950 年担任中国科学院生理生化研究所副所长，1958 年被任命为上海生化所所长。1951 年，刚刚从剑桥大学学成归来的邹承鲁，直接来到王应睐的研究所，从事酶学研究。1952 年王应睐请到剑桥博士、蛋白质专家曹应钦，1956 年他又将已在美国学习研究八年之久的钮经义收于麾下。至此，王应睐终于完成了最初的构想——“组建一支强有力的队伍，培养中国自己的生物化学专家”。

由于胰岛素的人工合成是一项工作量极大的科研工作，并且需要一定的专业技术与经验，于是上海生化所的领导也开始寻找合作伙伴，最终北京大学党委给予了积极的回应。1959 年 3 月，上海生化所与北京大学达成合作协议：北京大学有机化学教研室（前身为北京大学有机化学教研组）负责胰岛素 A 链的合成，上海生化所负责胰岛素 B 链的合成及 A、B 两链的拆合，另外北京大学生物化学教研室（前身为北京大学生物化学教研组）参与上海生化所负责的部分工作。北京大学相关工作的负责人邢其毅教授和张滂教授各带一批研究生和青年教师开展工作，在他们的指挥下，研究生季爱雪、周淑贤、单书香、陆得漳，青年教师徐瑞秋、伍少兰、陆德培及一位进修教师分为 4 个小组，带领一些有机专业的应届毕业生加入研究。

除此之外，上海生化所还分配给复旦大学生物系一些天然胰岛素制备的任务，但并没有将复旦大学正式列入协作单位。

至此，参与合成胰岛素这一课题的研究团队以及研究任务被基本确立下来。大家怀揣着梦想投身到科研“战场”，安静的实验室是他们的战地，显微镜和离心机是他们的武器，他们坚信，自己的名字也会随着这一伟大的成就而载入新中国的史册。

三、发现曙光　初战告捷

由邹承鲁领导，杜雨苍、张友尚、许根俊、鲁子贤、蒋荣庆等参与的拆合小组历经多次失败，最终将胰岛素的二硫键完全拆开成稳定的 A 链和 B 链。胰岛素的拆开是一项有意义的成果，但因为有保密的要求，该结果并没有立即发表。随后，贝利（Bailey）在美国的《生物化学杂志》上发表了类似的研究成果。

二硫键拆开之后，将 A、B 两链重新组合成胰岛素成为十分艰巨的任务。当时研究者普遍认为，一旦其二硫键被拆开，就不可能让其重新恢复生物活性。然而，小组成员们并不死心。邹承鲁认为，过去的失败主要在于采用强氧化剂进行拆分，或许可以采用较温和的做法。1959 年 3 月 19 日，曙光初现，他们发现接合产物表现出 0.7%—1%的生物活性，杜雨苍是这一发现的直接发现人。经过万般艰辛，通过克服许多技术障碍，他们终于做到使得天然胰岛素拆开后再重新合成的生物活性稳定地恢复到原活力的 5%—10%。

这是一项重大的突破，不仅指导和解决了胰岛素合成的大路线问题，还在一定意义上完成了胰岛素合成的最后一步工作。为了吸取胰岛素二硫键拆开的工作成果未及时发表的教训，上海生化所于1959年11月16日向中国科学院党组上书，要求尽快发表胰岛素人工合成的阶段性成果——“目前在胰岛素再合成问题上，我们已经抢先，若等待A、B链完全合成后，胰岛素全合成成功时，再进一步发表，则很可能在再合成的发表上落后于国外。”然而，基于机密考虑，为了避免国外同行利用这一发现而抢先完成胰岛素的人工合成，中国科学院党组没有批复“同意”。不久，加拿大科学家迪克松（G. H. Dixon）和沃德洛（A. C. Wardlaw）于1960年在著名的科学期刊《自然》上发表了类似的成果，但是他们恢复的活力是1%—2%，成绩远没有杜雨苍等人的优秀。

接下来的工作，就是将这具有5%左右活力的重新合成胰岛素与95%左右的杂质进行分离，也就是分离纯化重新合成胰岛素。1959年夏天，上海生化所将正在漕河泾农场下放劳动的张友尚召回，让他进行胰岛素的提纯工作。当时分离纯化蛋白质的方法远不如现在先进，张友尚尝试各种方法来提纯胰岛素，经历多次失败，最终找到了一种相对简单、效果较好的方法，即用纸层析的一种溶剂——“酸型仲丁醇”在试管中萃取，并于1959年底得出了胰岛素结晶。既然能够从部分纯化的产物中得到结晶，就说明重新合成的胰岛素具有天然胰岛素同样的晶型。

由两条变性的链可以得到有较高生物活力的重新合成胰岛素的结晶，从实践上进一步证明了蛋白质的空间结构信息包含在其一级结构之中，而这个结果解决了国际上悬而未决的一个问题：A、B两链无需外力，就能够按天然结构自动盘曲成胰岛素。这一结果具有十分重大的意义，但由于当时的保密要求，张友尚和同事仍然未能及时发表该成果。1961年，美国科学家安芬森（C. B. Anfinsen）发表了一项类似的、相对而言较为简单的工作，并断言“蛋白质的一级结构决定高级结构”，后来，他因为这项工作获得了1972年的诺贝尔化学奖。

对于未能及时发表这些成果一事，多年以后邹承鲁和张友尚仍心存遗憾，尽管邹承鲁还有另外两项工作在国际上的被引用次数更多（超过 200 次），但他最看重的仍然是胰岛素的人工重组，因为与此类似的工作得到了诺贝尔奖。而这一次经历，留给他们的不仅有遗憾，也有宝贵的经验教训，虽然他们的研究得到了类似的结果，但仍然需要进一步总结并提炼出相关原理。

四、改变策略 兵团作战

相比于上海生化所，北京大学化学系起步较迟，采用的方法比较保守，再加上繁重的教学任务和其他工作，因此研究进展有些滞后。1959 年 7 月 2 日至 8 月 16 日，中共中央在江西庐山连续举行政治局扩大会议和八届八中全会。这次会议带来了大兵团作战的新方式。由于人工合成胰岛素的前期工作令人兴奋，管理层忽略了这项科研任务的艰巨性，号召群众广泛参与其中，以加快合成胰岛素的步伐。北京大学胰岛素合成工作的领导班子被彻底改组。

1960 年 4 月，北京大学化学系将胰岛素合成的工作交予施溥涛和叶蕴华负责，叶蕴华当时还是北京大学化学系五年级的本科生，原本应该 7 月份毕业，由于北京大学党委认为胰岛素合成工作进展太慢，于是安排她和 10 余位同学提前 3 个月毕业，尽早投入胰岛素的合成工作。虽然胰岛素的合成工作仍在继续，但做法和以前却有了很大区别，一群不真懂科学、思想激进的年轻人把持了胰岛素的研究工作，大批“连氨基酸符号都不认识”的青年教员和学生，成为北京大学合成胰岛素研究团队的“尖兵”和“主力军”。

他们认为合成多肽是一件非常简单的事情：“把两段多肽倒到一起，就叫合成了一个新的多肽——不问是否发生了反应，具体产物是什么。”因此，项目的进展飞快，仅仅用了 2 个星期就合成了 4 个肽段，又过了 2 个星期，到 1960 年 2 月 17 日时，就用两种方法同时合成了胰岛素 A 链上的 12 肽，随后于 3 月底拿到了 17 肽，又于 4 月 22 日合成了 A 链。

1960 年 1 月下旬，上海生化所也抽调大量工作人员参加到胰岛素的研究之中，大家通宵达旦地工作，生怕落后北京大学太多，终于在 4 月 20 日“合成了 B 链 30 肽，并把人工合成的 B 链和天然的 A 链连接成具有活力的胰岛素”。[①]

与此同时，在上海市委、上海市科委及复旦大学党委的支持下，复旦大学生物系召集了 120 多名师生，轰轰烈烈地投入到多肽的制备工作中，甚至很多非生化专业的学生也加入进来，因此复旦大学科研团队速度进展极快，“在 4 月 22 日完成了 B 链 30 肽”[②]。

一群未踏出校门的学生，只用了短短数月便完成了国际上认为近期不可能完成的任务。1960 年 4 月 19—26 日，在中国科学院第三次学术会议上，“喜事”接连不断。4 月 24 日，曹天钦代表上海生化所献礼，宣布上海生化所在 4 月 20 日“成功地”合成了 B 链，并将人工合成的 B 链与天然提取的 A 链连接，合成了半人工胰岛素。随后，叶蕴华乘坐飞机从北京赶到上海报喜，宣布北京大学已“成功”合成了 A 链。令上海生化所和北京大学万万没想到的是，这次报喜大会上居然杀出来一匹黑马——曾经在上海生化所协助下建立起来的复旦大学生物系宣布，他们已经“成功”合成了 A 链和 B 链。

此消息令在场的聂荣臻元帅倍感欣慰，他认为大兵团作战的路线创造了科学奇迹。4 月 24 日晚上，参会的大部分工作人员都聚集到中苏友好大厦开庆功会，只有杜雨苍和张友尚二人留在上海生化所做脱帽氧化实验（人工胰岛素最后的合成工作），聂荣臻元帅和大家也一直都焦急等待着，并准备一旦合成有活性的胰岛素，便敲锣打鼓通报这一喜事。然而，直到宴会结束，两位科学家都没有出现，之后又过了几天，人工胰岛素仍然没能合成。

在当时的风云年代，没有中国科研人员敢承认，A 链和 B 链其实都没有真正合成，大部分参加胰岛素合成工作的人，都低估了胰岛素合成的难度。

---

① 熊卫民. 人工全合成结晶牛胰岛素的历程. 生命科学，2015,（6）：697.

② 熊卫民. 人工全合成结晶牛胰岛素的历程. 生命科学，2015,（6）：697.

五、上海分院 苦战无果

受之前北京大学大兵团作战的影响，上海生化所也进行了一段时间的中等兵团作战，还将合成半人工胰岛素的好消息带到中国科学院第三次学术会议上。复旦大学报喜之后，一位领导站出来对上海生化所表示不满，质疑为何复旦大学都做出来了，而上海生化所却做不到。这一质疑让上海生化所的科研人员紧张万分，中国科学院党组张劲夫书记、杜润生副书记当场表态，一定能够合成胰岛素。就这样，报喜大会过后，三方的协作关系彻底变成了竞争关系，大家力求抢先完成胰岛素合成的课题。

复旦大学生物系的生物化学专业是由上海生化所的沈昭文教授协助创建的，因此，上海生化所的研究人员起初并没有把刚刚起步的复旦大学生物系看在眼里。但当他们见识了复旦大学的献礼后，彻底改变了原来的观念。曹天钦首先提出，我们要放下老师的架子，向复旦大学学习。于是，曹天钦带着张友尚、王芷涯等人去复旦大学学习。然而，复旦大学的学生们似乎并不欢迎“老师”的到来。

上海生化所首先采取了行动。1960 年 5 月 4 日，也就是在五四青年节的那一天，上海生化所召开了动员大会（由于这次会议的举行地点是上海生化所主楼的屋顶，所以后来称这次会议为“屋顶会议”），成立了代号为“601”的胰岛素工作指挥部，上海生化所的干部和群众也都各自分派了任务。大家坚信，只要团结一心，大搞合作，任何困难都能被克服。正是从这一刻开始，以上海生化所为主导的大兵团作战，再一次拉开了帷幕。

上海生化所、中国科学院上海有机化学研究所（简称上海有机所）和中国科学院上海药物研究所的三百多名员工在分院领导王仲良[①]的带领下，就这样浩浩荡荡地投入到胰岛素合成的工作中。有人天真地认为：一个人 30 天完成

---

① 王仲良（1899—1974），原名王宝德，化名王承业、王耀中，浙江余姚人。曾任上海市科学技术委员会副主任、中国科学院华东分院党委书记兼副院长、中国人民解放军第三野战军后勤部接管委员会秘书长。

的任务，30 个人一天就可以完成。更有人高调地喊出了“一周内合成胰岛素”的口号。

为了节省时间，很多工作骨干拼命工作，每天除了几小时的睡眠，其他的时间都在实验台旁度过；有的人将自己的铺盖也搬进了实验室，根本不顾忌有毒的药品，也完全忽视了自己的健康；项目的相关负责人每天午夜过后还要举行会议，汇报工作的进度；王应睐在凌晨 1 点前很少离开过实验室，汪猷则经常通宵不回家……所有人都像运转机器上的零件，不停地工作着。

终于，在如此工作 50 多天后，期待已久的 A、B 两链合成终于到来。然而，人工合成的胰岛素 A、B 链并没有表现出活性，而被上海生化所当作潜在竞争对象的复旦大学生物系最后也被证明，他们所宣称的胰岛素 A、B 链的完成和胰岛素的合成也没有成功。备受压力的竞争变成了虚惊一场，长达 50 多天高强度的工作，耗费了巨大人力物力的研究，就这样以失败告终。

近 2 个月的超负荷工作，终于使人们开始醒悟：科学研究不同于行军打仗，人海战术和疲劳战术在科学实验室是不适用的，科学需要的是严谨、精确的态度，容不得丝毫差池，众人共同泡在实验室里的混乱局面并不是科学研究的常态。

1960 年 7 月底，在途经北京之时，王应睐鼓起勇气向上级表明了自己的想法，强调太多人介入研究并不会带来什么好处，队伍中应减少专业不对口人员。杜润生也发表了公开声明：“大兵团作战，搞长了不行，要精简队伍。”参与实验的人们熙熙攘攘而来，默默无声散去。到 1960 年底，参与胰岛素工作的单位只剩下上海生化所和上海有机所，两所的参与人数逐渐减少，最终，上海生化所只剩下近 20 人，上海有机所只剩下 7 人。在付出了大量的人力、物力的代价之后，上海生化所终于回到了科学研究所需的平静。

六、高校兵团 代价惨烈

相比上海生化所，北京大学化学系付出的代价更为惨痛。1960 年 4 月在了解了上海生化所和复旦大学的研究进展后，北京市委给北京大学下达了新的指示，要求一定要做出“北京牌”的胰岛素，因此，北京大学在原有的 A 链合成任务的基础上，新增了 B 链合成的任务，北京大学的大兵团作战开辟出第二个战场。

北京大学的大兵团作战执行的是两班倒、流水线作业，学生们不再上课，而是一头扎进实验室的工作中，从一年级的新生到五年级的毕业生再到青年教师，全部都分成不同小组投入到胰岛素工作，另外每天都召开会议，早上布置任务，晚上汇报工作情况。实验室的科研进展也俨然成为国家机密，所有的实验记录都要加盖保密公章，所有的试剂瓶都要贴代码标签，甚至不同的研究小组间也不可互相交流。

北京大学当时的实验室条件非常差，大家在不通风的实验室，一待就是大半天的时间，周末也不能休息，有的时候换完班不能马上回去休息，还得去参加政治活动。除了要经常接触有毒的药品，学生们还会遭受一些意外的伤害，有一名叫韦全贵的学生在做无水乙醚提纯的实验时，因为实验室屋顶滴水引发的火灾（由于实验室条件简陋，铁管都暴露于天花板上，夏天空气潮湿，时常有水滴下，水和钠发生反应，会引发无水乙醚的燃烧和爆炸），脸部烧伤严重，甚至造成了心力衰竭，最后不得不转行。类似的事件之后又有发生，徐美珍、吴慧芳两名女同学在另一起大火中被烧伤。

实验室一而再地发生事故，却依然没有阻止合成胰岛素的决心，并且任务越来越重，要求同学们“大干 30 天，合成胰岛素”，时间的分配也改成了三班倒，24 小时不停地工作。在这样的高压环境之下，学生们的健康遭受了损害。

忙忙碌碌，夜以继日地坚持，但并没有得到想象中的结果，精干的专家被踢出科研队伍，接手的学生们毕竟经验不足，且缺乏理论知识，事倍功半的重复劳动消耗了大量的资金。终于，北京大学化学系用尽 60 万元经费，费尽千辛万苦再一次合成了 A 链——但很快便被证明没有表现出任何活力。至此，时间已是 1960 年底。最后，北京大学胰岛素的合成工作也随着国家“调整、巩固、充实、提高”八字方针的提出，慢慢降下热度。

和北京大学的情况类似，复旦大学耗费巨大的人力和物力，重复进行着毫无意义的工作，虽然没有重大的伤亡事故发生，但以用尽科研经费后一无所获收场。胰岛素合成工作的大兵团作战，在交了一笔昂贵的学费之后，终于偃旗息鼓，其中经历的艰辛与困苦，并非常人可以想象和忍受。万幸，大家并没有放弃，经历了至暗时刻后，科研人员调整心态，重新出发，而这一次，时间再不会辜负他们的努力。

第二节　困难时期现转机　人工合成胰岛素

胰岛素合成工作的大兵团作战时期，恰逢中国的三年困难时期，大兵团作战耗费了巨大的人力和物力，却没有得到预想中的结果，科研人员为此付出的心血眼看要付诸东流。大家不仅生活困苦，而且情绪低迷，胰岛素的合成工作是否还应继续下去？即便勉强为之，何年何月才能完成？前方一片迷雾重重，希望的曙光究竟在哪里？

一、各自为营 苦苦支撑

声势浩荡的大兵团作战偃旗息鼓后，以上海生化所为主的中国科学院上海分院终于恢复了些许宁静。1961 年初，上海分院的院领导和相关负责人召开动员大会，大家冷静下来讨论这次“失败”的教训。对于这次讨论的结果，上海生化所大多数人的意见是：胰岛素工作看不到希望，应该迅速下马。上海有机所的研究人员也赞成这一主张，但曾经对这项工作并不感兴趣的代所长汪猷却主张继续做下去，院党委书记王仲良、上海有机所党委书记边伯明等人也对过去工作中的失误承担了责任，他们表示：大兵团作战虽然损失巨大，也不是完全没有成绩，起码拆合的任务基本完成，所以也不能完全否定这次任务，胰岛素的工作应该坚持做下去。

这时，聂荣臻元帅再次来到了上海生化所。看着因为营养不良而浮肿的研究人员，聂荣臻元帅意识到，这样的结局不是科研工作者的错，欲速则不达，过大的工作压力反而会产生灾难性的结果。当上海生化所的科研人员向聂荣臻元帅汇报，大兵团作战已经用掉了大约 100 万元的科研经费时，聂荣臻元帅并没有指责，反而为大家鼓劲，他说，就是再干一百年，也要将人工合成胰岛素做出来。聂荣臻元帅的话极大地宽慰了当时陷入迷茫和重压的科研工作者，他们终于可以不用为了不切实际的目标而强迫自己疲劳作战，也终于可以心无旁骛地进行科研。最终，上海生化所留下的近 20 人与上海有机所留下的徐杰诚、张伟君等人组成了一支精干的队伍，稳扎稳打地进行后续研究。

北京大学由于没有研究出成果，所以“胰岛素工作下马”的声音更加响亮，再加上政策的调整，学校放宽了对教师的管理，允许教师们做自己喜欢的课题。于是，教师们各自投入到自己感兴趣的研究中，大家都不想再去碰触合成胰岛素这片雷区。而就在这时，仍然有一个人想要把这项工作坚持下来，他就是北京大学自然科学处处长张龙翔教授[①]。

1961 年上半年的某一天，张龙翔教授召见了当时担任有机化学教研室副主任的陆德培，希望他可以在教研室安排至少 6 个人继续胰岛素的合成工作，陆德培明白这件事有难度，但还是抱着若有人愿意继续做就和他一起做的想法，一个一个地去征求各位老师的意见，最后只有李崇熙[②]表示愿意继续和他

① 张龙翔（1916—1996），生物化学家。浙江吴兴（今湖州）人。1937年毕业于清华大学化学系。1942年获加拿大多伦多大学哲学博士学位。1944年回国。1946年起，历任北京大学化学系、生物学系教授，1981年5月至1984年3月任北京大学校长。

② 李崇熙（1935—2010），河北昌黎人。1956年毕业于北京大学化学系并留校任教，1961年研究生毕业。曾任北京大学化学系副主任、北京大学分校化学系主任、中国致公党中央科技组负责人、《化学通报》常务编委。

一起做合成胰岛素的工作。于是，陆德培和李崇熙两人选择了 A 链的一个小片段作为合成对象，默默坚持着胰岛素的合成工作。在两人之中，李崇熙是科研全职，而陆德培还得花一半多的时间完成行政和教学工作。最困难的时候，就是这“一个半人”将胰岛素工作坚持了下来。

大兵团作战之后，复旦大学终未能将此项工作坚持下去。至此，继续开展胰岛素合成工作的机构，只剩下以上海生化所为首的中国科学院上海分院和北京大学化学系两家单位。

二、机遇重现 再次合作

1963 年 8 月，在中国科学院于青岛举行的一次天然有机化学术会议上，中国科学院上海分院和北京大学化学系各自汇报了有关胰岛素合成研究工作的进展，大家都惊奇地发现，曾经的合作伙伴都在坚持着这项工作。既然大家都没有放弃，何不再尝试合作一次，当时也在会议上的国家科学技术委员会（简称国家科委）决心做“牵线人”，建议北京大学的代表和中国科学院上海分院的代表重新洽谈合作协议。

北京大学的研究人员和科学院上海分院的研究人员都正有此意，毕竟人工合成胰岛素的工作量是非常大的。于是，在国家科委的撮合下，北京大学的代表和科学院的代表进行了初谈。就这样，两方代表经过风雨坎坷，重新握手言和，很快便制订出一套合作方案，由北京大学负责合成 A 链的前 9 肽，上海有机所负责合成 A 链的后 12 肽，B 链依然由上海生化所的钮经义、邹承鲁、杜雨苍等人负责。

1964 年初，北京大学化学系的陆德培、李崇熙、施溥涛、李爱雪、叶蕴华等五位老师在文重和邢其毅的带领下，奔赴上海有机所，与上海的研究小组一道工作。此次离京赴沪，北京大学的老师做出了很多牺牲，由于户口不在上海，又恰逢国家困难时期，所以领取物资十分困难，其中两位女老师丢下不满一岁的孩子，与亲人异地。但为了早日完成胰岛素合成的工作，老师们愿意做出这样的牺牲。

北京大学的老师们来到上海之后便全心地投入到胰岛素A链前9肽的合成工作中，团队中无人争名夺利，大家互相配合，一方给另一方做辅助、当助手，一心一意只为9肽的合成而努力。经过大兵团工作的乱象，研究人员变得更加严谨，对于每一步反应得到的缩合产物都会做精确的检测，每一个中间体都要经过分析、层析、电泳、旋光测定、酶解及氨基酸组成分析。半年后，北京大学的科研人员成功地合成了A链的前9肽。上海生化所的B链小组于1964年3月合成了一个8肽和一个12肽，又于8月下旬合成了有4%天然胰岛素活性的人B天A胰岛素（人工B链与天然A链接合成的半合成胰岛素）。1965年，钮经义等人将结果发表在《中国科学》期刊上。

在1960年大兵团作战时，上海有机所已经初步合成了一定量的A链后12肽，但这后12肽很难和北京大学合成的前9肽合在一起，以此形成有活力的A链。徐杰诚等人经过多次分析、提纯，也一直没有得到较好的结果。正逢瓶颈时刻，两个单位又产生了争执，北京大学研究人员认为应该重新合成A链的后12肽，但上海有机所的汪猷并不同意这样做，他认为只要把工作做得更细致一些，就可使A链成功合成。

此时，北京大学的A链前9肽和上海生化所的B链已经合成完毕，却迟迟等不到上海有机所合成的A链后12肽。在焦急的氛围之下，汪猷所长却一直不为所动，他担心改变路线万一失败，之前的心血就会付诸东流。于是，施溥涛找到了党委书记丁公量，向他说明了这个情况，丁公量耐心地听完施溥涛的建议，思量再三，决定亲自去说服汪猷，他劝汪猷给年轻人一个月的时间，让年轻人自己去尝试一下A链后12肽的合成。汪猷所长虽不相信年轻人一个月的时间能够搞出什么名堂，但还是答应给大家一次尝试的机会。后来，汪猷惊喜地发现这群敢想敢干的年轻人竟然真的合成了A链。

三、突破难关 大功告成

有了A链，有了B链，再完成最后一步AB链的合成，就算是大功告成了。最后这一步将由上海生化所的杜雨苍、上海有机所的张伟君、北京大学的施溥涛三人共同负责完成，杜雨苍是主要的操作者。然而，他们将第一次合成的胰岛素注射到小白鼠体内，发现小白鼠并没有出现预想中的低血糖抽搐症状——实验失败了，他们合成的胰岛素被证明没有活性。

上海生化所认为这一次的失败存在概率问题，要求拿 A 链再来合成一次。然而亲眼看到 A 链第一次合成全过程的汪猷深知，A 链合成过程中操作非常精确，并且得之不易，所以他断定，A 链是没有问题的，问题很有可能出在 B 链上，应该先把 B 链做好再来和 A 链结合，不要浪费来之不易的 A 链。但是上海生化所立即反驳，他们的人工 B 链与天然 A 链结合是有活力的，说明 B 链并没有问题。几番交涉后，汪猷始终不肯拿出 A 链来重新尝试。

气氛越来越紧张，甚至发生了摔电话、砸板凳的事件，可汪猷还是不肯拿出 A 链。这使上海生化所的科研人员非常气恼，他们想要自己合成 A 链，可是 A 链并非在短时间内就能合成，并且恰逢关键时期，国外的竞争对手随时都可能率先合成有活性的胰岛素。

如果 A 链、B 链都没有问题，那肯定是合成步骤出现了问题。作为主要操作者的杜雨苍也不得不对自己产生了怀疑，重重压力之下，他决定改进实验方法，一次次地将实验设计推倒重来。3 个月之后，他终于成功地摸索出一套方法，将人工合成抽取物的活性从之前的 2%提高到 50%。看到杜雨苍做出了成绩，汪猷终于肯拿出宝贵的 60 毫克 A 链。

1965 年 9 月 3 日，杜雨苍等再次进行了人工 A 链与 B 链的全合成实验，并将合成的产物放入冰箱冷冻了 14 天。1965 年 9 月 17 日清晨，杜雨苍走进实验室，将冷冻了 14 天的产物取出。

那一天，上海生化所来了非常多的人，上海有机所、上海生化所、北京大学化学系的相关研究人员都聚集到这里，由于存放冰箱的实验室很小，大家只能焦急地在另外一个房间等待。在各位科研人员凝神静气之时，只见杜雨苍拿着试剂瓶走了进来，他高举的试剂瓶里，正是大家奋斗了六年的研究成果——“立方体形牛胰岛素结晶”。这时，人群沸腾了。接下来，他们马上开始进行动物试验：将48只小鼠分成两组，分别作天然胰岛素和人工合成胰岛素注射对比测试，结果显示两组小鼠都出现了低血糖导致的抽动现象。

胰岛素合成工作，如同在暗夜里行路，从最初不知艰难险阻的豪言壮语，到实验期间混乱的辛酸无助，科研人员曾经踌躇满志，也曾心灰意冷，所幸他们坚持下来了，浴火重生之后，终于迎来了胜利的曙光。中国的科研工作者跑赢了更有科研实力、更有经济基础的西方竞争者，中国成为第一个取得了人工合成结晶牛胰岛素的国家。

四、意外蒙尘　难掩光芒

中国科学家于1965年完成了人工合成结晶牛胰岛素的合成，并且通过了国家鉴定委员会的鉴定，第一次鉴定的结论为“可以认为已经通过人工全合成获得了结晶牛胰岛素”（1965年11月），第二次的鉴定结论为“终于在1965年9月首次人工合成结晶牛胰岛素”（1966年4月）。许多国家的电视台和报纸也先后为此做了报道。

1966年5月，“文化大革命”开始，许多工作中断，胰岛素的宣传工作也未得到有效推广，但万幸的是，胰岛素的人工合成和鉴定已经抢先完成了。虽然宣传受到了限制，但国外也有很多生化专家知晓了中国科研工作者的这一项成果。1966年4月，中国代表王应睐、邹承鲁和龚岳亭[①]应邀参加欧洲生化学会联合会议第三次会议，并且当众宣布了中国科学家取得的这项成果。

这次宣布带有一定的偶然性，王应睐、邹承鲁和龚岳亭本是因为另外一项研究工作被邀请参会，却在会议上意外地遇见了完成蛋白质测序工作的桑格教授，这也再次坚定了三人的信心，他们要借这个绝佳的机会，向世界同行介

---

① 龚岳亭（1928—2014），出生于上海，生物化学家，中国科学院院士。1949年毕业于上海圣约翰大学化学系。

绍关于结晶牛胰岛素人工合成的情况，宣告中国科学家首先合成了蛋白质。

于是，他们向大会递交了临时完成的摘要，但由于他们递交的摘要与这次会议的主题不符，只将他们分配到一间很小的会议室进行报告，并且只给了 10 分钟的发言时间。三人虽然有些失望，但当他们走进会议室时，却发现为数不多的听众中坐着桑格教授，三人顿时精神振奋，用精练的语言向会场的科学家介绍了中国科学家在合成蛋白质上取得的成就。

会议结束之后，中国学者被邀请参加了一个只有少数学者参加的自助晚宴，这是一个只有向大会递交了非常高质量论文的学者才能有资格出席的宴会。三位中国学者俨然成为这场宴会里最耀眼的明星，来自美国、英国、法国、俄国、意大利、荷兰、比利时等多个国家的同行学者，纷纷向三位中国科学家表示祝贺。不仅如此，桑格教授甚至向他们表达了感谢，因为他的成果自发布以来，时常遭遇质疑，有学者认为他测得的序列不准确，桑格教授为此颇感压力，而中国学者的成就刚好是最直接的证据，并且强有力地支持了他的结论。

此次欧洲生化学会联合会议之行，不仅让国外的同行了解了中国的成果，同时也吸引了他们前来中国访问。但国内的形势很快急转直下，史无前例的“文化大革命”让很多科研工作都受到了重创，合成胰岛素的精兵干将几乎无一例外遭受批斗，想要给这个项目颁发荣誉更无从谈起了。

胰岛素的合成工作虽然因为特殊的时代意外蒙尘，但灰尘擦净之后，依然熠熠夺目。1982 年 7 月，国家自然科学奖恢复评审，首先将国家自然科学奖一等奖这一最高荣誉颁发给了人工合成结晶牛胰岛素工作，1997 年 9 月，香港求是科技基金会为人工合成结晶牛胰岛素工作颁发“杰出科技成就集体奖”……除了相应的集体奖项，相关的研究人员也因为人工合成胰岛素工作获得重要的奖项。

五、诺贝尔奖 擦肩而过

1972 年，美籍华裔科学家杨振宁访问上海生化所时，提出要为中国的人工合成结晶牛胰岛素项目提名申请诺贝尔奖。1975 年，杨振宁再次表示，他愿意就人工合成结晶牛胰岛素的工作向诺贝尔奖评审委员会提名。但因种种原因，最终由于这是一项集体成果，没有候选人名单，只得作罢。

1978 年，中国迎来了改革开放的春风。已被拒绝过两次的杨振宁始终抱着“中国人也能得诺贝尔奖”的执着，再一次向邓小平表示，他愿意为中国科学家人工合成结晶牛胰岛素工作提名申请诺贝尔奖。与此同时，上海生化所所长王应睐收到瑞典皇家科学院诺贝尔化学奖委员会主席 B. 乌尔姆斯特洛姆等 6 位教授的来信，邀请他推荐 1979 年度诺贝尔化学奖候选人。

1978 年 11 月 3 日，国家科委党组与中国科学院党组举行联席会议，讨论决定：参与人工合成结晶牛胰岛素的科学家，可以作为候选人向诺贝尔奖评审委员会推荐。虽然有了诺贝尔奖候选人的资格，但中国人工合成结晶牛胰岛素的工作是由 3 个不同单位的人员共同合作完成的，仅最后阶段直接参加研究工作的人员就有 30 余人，如果真的要申请诺贝尔奖，又该让谁作为候选人去申请呢？

为此，1978 年 12 月 11—13 日，钱三强组织并主持召开了人工合成结晶牛胰岛素工作总结评选会。会议初步选出在合成工作中的 4 名成绩突出者，分别是钮经义、邹承鲁、季爱雪和汪猷。会议还认为，如以 4 人申请，恐怕难以被诺贝尔奖评审委员会接受，而且联邦德国、美国在胰岛素人工合成方面也取得了较好成绩，有可能此奖将由两国或三国科学家共同获得，因此，中国以一名代表申请为宜。北京大学和上海有机所认为，如果出一名代表，理应由上海生化所选出，上海生化所推荐以钮经义为代表，认为他自始至终参与 B 链合成工作，成绩突出，并有一定的学术水平。最后，评选委员会对此推荐表示赞同。

会后，钱三强代表中国科学院主持起草并签发了 1978 年 12 月 25 日呈报国务院的《关于向诺贝尔奖委员会推荐我国人工合成胰岛素研究成果的请示报告》。该报告在汇报人工合成胰岛素工作总结评选会议的情况时，建议以钮经义一人名义，代表中国参加人工合成胰岛素研究工作的全体人员申请诺贝尔奖，并拟由杨振宁教授和王应睐教授分别担任推荐人。一周后，请示报告获得批准。最终，中国人工合成胰岛素研究集体的代表钮经义被推荐为诺贝尔化学奖 1979 年度候选人。但遗憾的是，呼声极高的人工合成胰岛素的成果未能摘得桂冠，1979 年的诺贝尔化学奖的得主为美国人布朗和德国人维提希。

人工合成结晶牛胰岛素的故事到这里告一段落了，而胰岛素的故事并没有结束。从结晶牛胰岛素在实验室人工合成，到基因工程胰岛素投入产业化生产，又经过了 30 年的时间。这 30 年，同样需要新一代科研工作者用青春与汗水来浇灌。胰岛素的工作时间表见表 9.2。

表 9.2 胰岛素工作时间表

时间	事件
1958 年 7 月前	上海生化所提出“合成一个蛋白质”设想
1958 年 12 月	上海生化所开始向胰岛素人工合成的选题进发
1959 年 1 月	上海生化所正式开始胰岛素合成工作
1959 年 2—9 月	北京大学与上海生化所合作
1959 年 3 月	上海生化所重新合成胰岛素初显活性
1959 年 5 月	北京大学真正开始胰岛素工作
1959 年 11 月前后	上海生化所取得重组胰岛素结晶
1959 年底	北京大学开始大兵团作战
1960 年 1 月下旬	上海生化所开始中等兵团作战
1960 年 1 月	复旦大学生物系开始参与胰岛素合成工作
1960 年 4 月	上海生化所、北京大学、复旦大学在中国科学院第三次学术会议上报喜
1960 年 5 月	北京大学化学系兵分两路，开始进行 B 链合成
1960 年 5 月	中国科学院上海分院开始大兵团作战
1960 年下半年	北京大学化学系、复旦大学生物系、中国科学院上海分院大兵团作战逐渐停止
1961 年初	上海生化所、上海有机所、北京大学三家单位均进行调整
1963 年 8 月	北京大学和中国科学院重新商谈协作问题
1963 年 11 月	美国的卡佐亚尼斯宣布胰岛素人工合成工作已取得初步成功
1963 年 12 月	德国的查恩宣布已经合成了羊胰岛素
1964 年初	北京大学教师来到上海有机所
1964 年 8 月	上海生化所合成胰岛素 B 链以及人 B 天 A 半合成胰岛素

续表

时间	事件
1965 年 5 月	北京大学化学系和上海有机所合成胰岛素 A 链
1965 年 9 月	中国获得人工全合成牛胰岛素结晶
1965 年 11 月	胰岛素人工合成工作第一次鉴定会
1966 年 4 月	胰岛素人工合成工作第二次鉴定会
1966 年 4 月	中国在欧洲生化学会联合会议上宣布完成胰岛素的全合成工作
1972 年	杨振宁参观上海生化所，提及推荐诺贝尔奖一事
1978 年	杨振宁向邓小平提及推荐诺贝尔奖一事
1982 年	胰岛素工作获国家自然科学奖一等奖
1997 年	香港求是科技基金会向人工合成胰岛素工作颁发集体奖

当我们宽慰糖尿病患者糖尿病是一种常见的慢性病时，当我们抱怨各种长效、中效、短效胰岛素让糖尿病患者难以选择时，也许不会想到，一种稀有珍贵的救命药物变得如此普及，成功的背后承载着许多鲜为人知的故事——有多少人为之付出青春乃至一生；有多少人为之日夜煎熬、呕心沥血；又有多少人为之遭受了无法言说的委屈。历史的长河不断滚滚向前，医学的发展总要驶向未来，时光带走的是一代人的喜悦与泪水，留下的是智慧的积淀与心血的结晶。

第三节　困难面前攻难题　中英交流谱佳话

1966 年 4 月 20 日，人工全合成牛胰岛素国家鉴定委员会第二次会议（扩大）在北京召开，在讨论“下一步搞什么”时，晶体结构学家唐有祺提出：进一步探索胰岛素的高级结构，为研究蛋白质结构与功能的关系打开缺口，中国的胰岛素结构研究由此开展。20 世纪 70 年代初期，猪胰岛素晶体结构测定项目的顺利完成，成为中国胰岛素研究的又一个里程碑事件。中国科学工作者成功测定了猪胰岛素的晶体结构，填补了中国在生物大分子结构研究方面的空白，为进一步探究胰岛素作用机理以及进行分子改造奠定了基础。这是亚洲地区第一个被破解的蛋白质晶体结构，也是当时国际上少数几个蛋白质晶体结构之一，这表明中国在极短时间内就追上了国际胰岛素结构研究的水平，此成就在国内外产生重大影响。

在国内胰岛素结构研究建立和发展的过程中，中英科技交流的影响无法忽略，中英互动在不同时期的变化从侧面反映出中国胰岛素结构研究的状况。本节将围绕猪胰岛素晶体结构测定项目展开的中英交流活动，回顾中国胰岛素结构研究从艰难起步到融入国际学术共同体的曲折发展历程。

一、从英学习 打破空白

1957 年，英国生化学家约翰·肯德鲁（John Kendrew，1917—1997）首次利用 X 射线衍射法成功确定了鲸肌红蛋白分子的空间结构，由此引发了对于蛋白质结构的研究热潮。所谓 X 射线衍射法是指利用 X 射线穿过蛋白质晶体形成衍射图像这一物理现象，通过衍射图计算推导蛋白质晶体的结构，此方法成为生物学家研究生物大分子的精细结构的一大利器。中国敏锐地注意到了新兴的蛋白质结构的研究趋势，《1963—1972 年科学技术发展规划纲要》指出“对生命现象的研究逐步深入到细胞内精细结构和物理化学机制，同时对生物高分子的研究也逐渐上升到生命活动过程……实验生物学是生物学发展的主流，必须加速发展，特别是加强分子生物学的研究”，并且在 1966 年确立胰岛素晶体结构测定项目作为开启国内蛋白质结构研究的突破口。在实验材料短缺、设备条件有限以及研究经验不足的情况下，为了缩短研究周期，中国学者积极通过国际交流学习国外测定蛋白质结构的先进经验，尤其是与在蛋白质晶体分析处于领先地位的英国交往密切，通过派中国学者赴英进修和访问，以及邀请英国学者来华讲学等方式交流蛋白质晶体结构研究的技术。

为跟踪蛋白质晶体结构分析的前沿进展，后来成为猪胰岛素晶体结构测定项目主要领军人物之一的梁栋材在 1965 年底被中国科学院物理研究所选派到英国进修，1966 年转到牛津大学动物系学习，师从著名晶体学家多萝西·霍奇金（Dorothy Hodgkin，1910—1994），主要做寻找胰岛素晶体重原子衍生物的工作。在霍奇金的实验室里，梁栋材首次接触并深入了解了蛋白质晶体结构研究，1967 年初学成回国后，他便利用宝贵的学习经验组织起了“北京胰岛素晶体结构研究组”。该项目的另一个成员张友尚在从上海生化所毕业后不久，于 1964—1966 年前往英国剑桥医学研究委员会分子生物学实验室（Medical Research Council Laboratory of Molecular Biology，MRC LMB）进修，当时该实验室主要利用 X 射线衍射法来测定蛋白质的立体结构，张友尚因此开始学习相关实验方法，测得了烟草花叶病毒蛋白外壳的准确亚基数量。在实验过程中，张友尚意识到 X 射线衍射法测定蛋白质结构的巨大研究潜力，愈加用心地练习并且逐渐掌握了蛋白质衍射分析技术，刚回国就被调到了北京参加研究胰岛素晶体结构的工作。

为更好地发展分子生物学，中国还邀请英国在蛋白质结构测定上有所建树的科学家访华讲学。1965 年 3 月，考虑到英国生化学家肯德鲁首次运用 X 射线衍射法破解了蛋白质结构，并凭此获得 1962 年诺贝尔化学奖，其在蛋白质晶体结构测定方面有较高的学术水平，中国科学院生物物理研究所向中国科学院联络局申请邀请肯德鲁访华：“分子生物学是当代生物学中的一门新兴学科，我国十年学科规划中已将其列为重点研究任务，我所也承担了分子生物学的研究工作，所以国内需要这方面的学术交流。”肯德鲁欣然接受了邀请，在回信中表示通过同在 LMB 的张友尚博士对中国的描述，自己对于拜访中国很是期待。1966 年 9 月 6 日，中国科学院正式同意肯德鲁访华，并提出希望肯德鲁能就“蛋白质、核酸分子结构研究的最新进展”“肌红蛋白和血红蛋白的 X 射线衍射研究”“X 射线衍射分析在分子生物学中的作用”三个方面做学术报告。9 月 30 日，中国科学院生物物理研究所接待了抵京的肯德鲁，所里的研究人员通过听取这位英国蛋白质研究专家的学术报告，进一步了解了采用 X 射线衍射技术研究生物大分子在国际上发展的趋势、新技术结构分析在应用方面的发展前途等，这无疑有利于他们开展即将启动的胰岛素晶体结构研究项目的工作。

在中国科研工作者通过中英交流学习蛋白质晶体结构测定理论和方法的同时，测定胰岛素晶体结构的课题也正式确立，研究工作实际在 1967 年正式展开：要进行结构测定，首先需要获得较大的胰岛素结晶，研究组最后选定易长大且较稳定的三方二锌猪胰岛素晶体为测定对象；接下来要向晶体中引入重原子，研究组用浸泡法制备了铀盐胰岛素等十几种衍生物，从中筛选出三种，其中有中国研究人员自主发现的一种乙基氯汞衍生物，它分辨率高，衍射强度变化大，晶体质量好，在胰岛素结构测定中起到了主要作用。1969 年 1 月，北京各相关单位的研究人员集中到了由中国科学院物理研究所组成的“691 连队”，对胰岛素重原子衍生物展开 X 射线衍射分析，通过在线性衍射仪上收集的衍射数据和进一步计算，研究组于 1970 年 9 月得到了 4 埃分辨率的电子密度图。1971 年 1 月，又得到了更清晰的 2.5 埃分辨率电子密度图，确定了胰岛素分子的肽链走向和大多数侧链的空间取向，对胰岛素空间结构的研究取得了初步成果，填补了我国生物大分子研究的空白。

二、破冰之行 同行评议

从 1966 年猪胰岛素晶体结构测定项目开始，到 1972 年之前，中国科学家在相对封闭的国内环境中独立地进行胰岛素晶体结构研究，利用自主生产的实验制剂和样品得到了 2.5 埃分辨率的结果。当时国际上已测得的蛋白质结构数量不过十例，中国所取得的这项成果具有很高的学术价值，但囿于国际期刊发表的限制，没能得到国际同行的认可。所幸这一状况没有一直持续，1971 年 10 月中国恢复联合国合法席位之后，所处的国际形势逐渐回春，同英国的科技交流也开始恢复。1972 年 5 月，英国皇家学会会长率代表团访华，中国科学院与英国皇家学会恢复科技交往，随之而来的英国晶体结构学家霍奇金的访华成了胰岛素结构研究中英交流的破冰之行，并实现了猪胰岛素晶体结构测定项目成果的同行评议。

霍奇金是晶体学领域的代表人物之一，曾用 X 射线衍射法解决青霉素、维生素 B12 等复杂分子的结构问题；早在 1934 年她就得到了胰岛素晶体的 X 射线衍射图，胰岛素氨基酸排列顺序被破译之后，她正式开始胰岛素结构的测定工作，并于 1969 年得到了 2.8 埃分辨率的结果。1959 年当霍奇金第一次访华时，她就从踌躇满志的中国学生口中了解到了中国当时正在进行胰岛素合成工作，之后便一直关注着中国的胰岛素研究，并从同为晶体结构学家的唐有祺、学生梁栋材等中国学者那里得知了北京胰岛素结构研究组获得 2.5 埃分辨率电子密度图的消息。

同样在进行胰岛素结构测定工作的霍奇金对中国得到的结果十分感兴趣，眼看中国对外科技交流形势转好，她于 1971 年 11 月 30 日写信给梁栋材，表示希望能和中国胰岛素晶体研究者见面交流，以交换牛津小组 2.8 埃和北京胰岛素结构研究组 2.5 埃的电子密度图做比对，一是想通过比对确定两个小组实验结果的准确性，二是想知道后者是否有揭示出胰岛素晶体结构更多的细节。作为英国皇家学会会员，霍奇金也向皇家学会提出了访华要求，此请求通过皇家学会外事干事传达给了中国科学院代秘书长岳志坚。1972 年 5 月 25 日，在中国科学院和英国皇家学会就恢复中英科学交流举行的会议上，皇家学会外事秘书邓纳姆（Kingsley Charles Dunham，1910—2001）提出将霍奇金的访华作为中英科学家互访的开端，中国科学院外事组组长潘纯表示会认真考虑此事。6 月 14 日，中国科学院向外交部上报，同意霍奇金及其丈夫访问中国。

霍奇金此次访华的主要目的是了解中国胰岛素晶体结构方面的工作并与有关科学工作者交流经验，1972 年 8 月 5—11 日，霍奇金在北京逗留期间，她连续 4 天前往中国科学院生物物理研究所做学术报告和参加座谈会，同北京胰岛素结构研究组进行了深入的交流；其间参观了大晶体和胰岛素空间结构两个实验室，研究所向她展示了乙基氯汞胰岛素样品，她评价“这个样品是我见到过的样品中最好的”，对于胰岛素大晶体的生长也给予了赞扬。霍奇金还同北京胰岛素结构研究组交换了胰岛素结构图纸，对照得出胰岛素分子在晶体中的位置和组织情况基本相同，两条肽链的相对位置也很相似，并且中方结果分辨率略高于英方，测得的侧链基团更加精细；与小分子晶体相比，蛋白质晶体的最高分辨率有限，两张图纸的对照证明了所测得的胰岛素晶体结构的正确性，这也是蛋白质晶体研究历史上首次有两个实验团队得出相同的结果。离开北京后，霍奇金夫妇访问了南京和苏州，并于 16 日抵达上海。在上海，霍奇金作了《胰岛素的结构及功能》报告，详细介绍了牛津实验室的工作和经验，并就胰岛素的作用机理问题和在座的中国科学家展开讨论，还留下蛋白质活力与结构关系相关的论文集等学术资料。23 日，霍奇金结束在中国的访问，前往日本京都参加第九届国际晶体学大会。同行评议常被科学界用来判断工作程序的正确性和确认结果的可靠性，是现代科学制度的重要组成部分，在科学的健康发展中发挥着重要作用，霍奇金的到来不仅为中国胰岛素结构的研究赞助了参考资料，开阔了中国科学家的眼界，更为项目成果提供了一次在当时难能可贵的同行评议，证明了中国测定的猪胰岛素晶体结构的可信度。

三、架起桥梁 走向国际

为了深入研究蛋白质结构与功能间的关系，胰岛素结构研究组在 1973 年 8 月完成了 1.8 埃分辨率电子密度图的分析工作，这是当时国际上运用现有技术所获得的最高分辨率的结果，为研究胰岛素生物活性的作用机理提供了重要基础。中英关系正常化之后，通过和英国之间的科技交流，中国在胰岛素晶体结构方面的研究成果引起了各国同行的瞩目，为胰岛素结构研究的进一步开展提供了更广阔的国际舞台，对我国胰岛素结构研究者融入国际学术共同体起到了促进作用。

中英科技交流为长年来处于与外界隔绝状态的中国蛋白质科学架起了一座桥梁。在 1972 年第九届国际晶体学大会上，霍奇金向国际晶体学界介绍了中国科学家在胰岛素方面的研究结果，指出中国科学家制备出了优于牛津小组的重原子衍生物，所获得的 2.5 埃分辨率电子密度图分辨率也更高，在对胰岛素进行 X 射线晶体分析上中国已经达到与别国同样高的水平。在场的很多西方科学家都对此感到惊奇，不过霍奇金研究的权威性让他们很快相信这一事实，并对素未谋面的中国胰岛素结构研究者留下了深刻印象。许多外国蛋白质晶体学学者还慕名给北京胰岛素结构研究组去信，甚至来华访问。1975 年，霍奇金在《自然》期刊的新闻与评论栏目，发表了《中国的胰岛素研究工作》（“Chinses Work on Insulin”），其中介绍了 1974 年 12 月中国胰岛素结构研究组发表在《中国科学》上关于 1.8 埃分辨率的胰岛素分子的两篇文章，以及中国自 20 世纪 60 年代以来的胰岛素晶体结构研究工作，这在当时缺乏对外交流渠道的情况下，是为数不多让世界了解中国胰岛素结构研究的机会。

20 世纪 70 年代后期，解除了封闭的国际环境之后，中国科学家急需参加国际交流、加入国际组织，以尽快融入国际科学主流，在蛋白质晶体学领域，中英科学家的友好交流为此提供了便利。1977 年 12 月，霍奇金和学生乔治·多德森（George Dodson，1937—2012）再度访华，这一次，他们不单单是为了交流胰岛素结构功能及作用原理方面的工作，也身负动员中国加入国际晶体学联合会（International Union of Crystallography）的责任。国际晶体学联合会是国际科学理事会下属的一个科学联合会，旨在促进结晶学方面的国际合作，为晶体学的各个方面做出贡献，每三年举行一次。霍奇金希望中国能加强在胰岛素晶体结构方面的国际交流，自 1972 年被选为联合会主席以来，其多次邀请中国胰岛素结构研究组参加国际晶体学大会，中方均因有所顾虑而婉拒。到 1977 年，中国胰岛素研究工作者意识到，如果不与国外进行交流学习，中国胰岛素研究工作与国外先进水平的差距就会不断拉大，因此接受了霍奇金的又一次邀请，并且向她了解了国际晶体学联合会的情况，开始积极为参加国际晶体学大会做准备。

1978 年 8 月，中国派代表团参加第十一届国际晶体学大会，并以晶体学临时全国委员会的名义加入了国际晶体学联合会。中国加入国际晶体学联合会的表决获全票通过，因为会议上很多外国学者之前从霍奇金处了解到中国的胰岛素结构研究，对代表团表示了热烈欢迎。中国加入国际晶体学联合会是在胰岛素晶体结构领域融入国际学术共同体的重要一步，而这离不开中英交流中英国学者的斡旋与引导。此后中国胰岛素结构研究者在国际上的活动愈发活跃，先后参加了联邦德国亚琛第二次国际胰岛素会议和维也纳国际第十届糖尿病会议，报告了胰岛素晶体结构成果并交流了结构细化的研究情况，还与联邦德国、澳大利亚等国的科学家建立了常态科技往来，中国胰岛素结构研究进入国际化发展的新时代。

CHAPTER 10

第十章

医药企业　挽救患者

在胰岛素研发的过程中，尽管班廷和贝斯特能够利用酸化酒精浸泡从牛胰脏里提取出的可以降低血糖的消化液，尽管中国团队经过不懈努力人工合成出了胰岛素，但最终应用在患者身上的这些药物，本质上还是褐色的、有点浑浊的、看起来有些可疑的不明液体，想要通过工艺规范化、扩大化甚至自动化地生产胰岛素，使胰岛素能够真正应用于临床，绝不仅仅是迈出合成的第一步这样简单。虽然胰岛素注射能比较迅速地挽救糖尿病患者于生死之间，但是糖尿病患者使用这种药物并不是一劳永逸的，这也意味着糖尿病患者对胰岛素的需求，注定成为一个巨大的、长期的和全球性的问题。因此，唯有通过不断钻研，实现胰岛素生产工业化与商业化，才能从本质上解决全球糖尿病患者所面临的问题。

第一节 国外胰岛素企业

在全球胰岛素企业中，国外胰岛素企业起步早，尤其是美国的礼来公司和丹麦的诺和诺德公司，两家公司较早实现了胰岛素商业化生产。礼来公司向市场推出了世界上第一支提取胰岛素，而诺和诺德公司专为胰岛素的研发而诞生。直到今天，这两家企业仍然是胰岛素市场的两大巨头。除了礼来和诺和诺德公司，曾经的美国基因泰克公司，作为一家技术和资金均不占优势的小型企业，在成立后的短短几年内，便迅速利用基因重组技术开发出基因重组人胰岛素，一度成为胰岛素企业的传奇。此外，医疗巨头赛诺菲、默沙东和拜耳等公司也在市场不断需求胰岛素的情况下，将业务拓展至这一领域，在参与竞争的过程中为胰岛素的研发注入新的活力。本节将重点介绍礼来公司在中国的发展。

一、礼来进入中国

关于美国礼来公司的发展历程，前文已经进行了有关回顾，但礼来是如何进入中国的，其中的历史渊源也值得娓娓道来。

1923 年，当胰岛素的故事在印第安纳波利斯传开时，老礼来（J. K. Lilly, Sr.）刚好在中国。由于胰岛素的进展产生了全球性的影响，他被上海的媒体团团围住采访。正是在 1918 年，礼来公司将第一位海外常驻销售代表约翰 · 金（John G. W. King）派往上海，迈出了礼来公司全球化的第一步。礼来公司与中国之间长达百年的故事也开始于此。

第一位礼来家族之外的礼来公司总经理查尔斯 · 林恩（Charles Lynn）曾在 1923 年来到中国上海。当时林恩的妻子患了感冒，他去上海的高发美国公司（Kofa American Company）为妻子买药时，遇到了一位年轻的职员——爱德华 · 米勒（Edward Miller）。林恩对米勒颇有好感，因为米勒在中国结婚时，中国人给他的新娘送来很多结婚礼物，为了感谢中国人，米勒请人为他们接种了天花疫苗，这个故事深深吸引了林恩。1928 年，礼来公司在海外开设第一个分销分支机构时，林恩选择了上海作为目的地，米勒也成为礼来公司的驻华外籍经理。

在米勒的第一批雇员中，有一位 22 岁的股票交易员，名叫吴耀章。吴耀章在公共租界上学，曾在上海浸会大学堂（Shanghai Baptist College）学习。1926 年，20 岁的吴耀章在上海成为礼来公司的中国代理商，担任文员一职。礼来在上海开设办事处时，整个代理商团队包括吴耀章在内，都转移到了礼来公司驻华办事处。在加入礼来公司几个月之后，吴耀章鼓起勇气，向公司申请担任医药代表。1928 年，米勒破天荒地开了特例，批准吴耀章的申请，并把《礼来药剂与药物治疗手册（第七版）》交给吴耀章，约定其在两周内进行考试，范围为产品手册内的 700 种药物和化学原料，并且包括礼来公司在五年前研发制造的胰岛素的主要用途，看似不可能的难题最终被吴耀章克服了。吴耀章初次就通过了医药代表考试，这出乎所有人的意料。1929 年，米勒信守诺言，把上海公共租界内一个区域的医院与药房交给吴耀章经营。吴耀章果然不负公司所望，在半年内就完成了公司在上一年全年的销售业绩，这使米勒更加信任吴耀章。1930 年，吴耀章从上海调往广州，担任广东和广西两省的区域经理。

1937 年 7 月 7 日，卢沟桥事变爆发，战火迅速蔓延至沿海地区，吴耀章举家从广州搬往香港以避免战祸。在香港，吴耀章继续担任礼来公司的销售经理。1941 年 12 月，日本占领香港，吴耀章与地处印第安纳波利斯的礼来总部失去了联系，1942 年初他与家人搬到澳门。来到澳门后，吴耀章以澳门为基地，并通过驻守在云南的"飞虎队"不定时地从礼来公司获得药品。他在澳门的仓库聘用了一名中国员工，每次他们都会一起出差四五个月，长途跋涉，途中经过日军控制的战区，先把药品从澳门带到桂林，他们会在沿途把礼来公司的药品，包括胰岛素分发给医院与诊所，再从桂林发电报给礼来公司的阿根廷办事处，然后从礼来公司的阿根廷办事处转发到美国总部。1946 年，作为礼来公司的忠诚员工，吴耀章把他在过去 4 年多从客户处收回的药物货款带到礼来总部。礼来公司非常感谢吴耀章，支付了吴耀章从 1942 年至 1945 年底约 4 年的欠薪。拿到这笔薪金后，吴耀章与家人从澳门重新迁回香港定居。

抗日战争胜利后，由于种种原因，礼来公司位于上海的中国总部与中国其他主要城市之间的人员网络没能够及时重新建立起来，于是礼来公司邀请吴耀章担任华南地区的药品经销商，以更好地满足当地医生和医院对医药供应的需求。礼来公司做出这一决定的另一个原因是，中国 1945—1949 年内战期间遭遇了严重的通货膨胀，内地的货币贬值严重，而港币较为稳定，并可以降低礼来公司的外汇风险。在礼来公司的支持下，1947 年吴耀章和一些朋友在香港集资成立了耀章股份有限公司（Y. C. Woo & Co. Ltd.，简称"耀章公司"），是礼来公司在香港、广州和潮汕的市场独家代理。耀章公司自成立后，一直是西药分销领域的传奇品牌。1948 年，耀章公司的药品业务主要为抗生素——青霉素，当年销售金额为 180 万美元，为礼来全球销售金额的 1.5%，也是当年礼来公司的最佳经销商。吴耀章经常采取很多灵活的方式支付礼来公司的药品货款，即支付货款时，通常不是通过邮寄支票，而是指派某个中国使者——也许是洗衣工，也许是餐馆老板——来到礼来公司在印第安纳波利斯的办公室，随手扔下一袋高达三万美元的现金，这是吴耀章委托他们代缴的医药货款。

新中国成立后，包括礼来在内的多数在华跨国公司，纷纷退出了中国大陆（内地）市场。一大批江、浙、沪籍富商、医生与药剂师等专业人士，都选择迁往台湾或香港。1949 年，吴耀章在香港的美国领事馆申请了通商代理签证（treaty agent visa），全家转移到美国旧金山。但吴耀章没有中断医药销售工作，在旧金山成立了耀章公司的联络办事处，以与礼来总部保持更紧密的合作关系。1950 年，礼来公司同意把耀章公司的代理权范围扩大到台湾，吴耀章在台北成立了中美药品股份有限公司，继续负责从大陆迁移到台湾医院和诊所的英美系医生与药师的药品供应①。1950 年抗美援朝战争爆发，香港的抗生素业务得到了井喷式的发展，大部分抗生素都从香港经过海路进入内地，再运往前线以治疗战伤感染严重的士兵。仅在 1951 年，由耀章公司代理的礼来品牌的抗生素年内销售金额就有约 200 万美元。1950—1973 年，耀章公司作为礼来的港台代理和分销商，业务傲视同群。一直到今天，耀章公司在香港仍然是礼来的物流商。

1973 年，吴耀章在美国逝世，享年 67 岁。耀章公司由其五子吴永辉接管。吴永辉毕业于哈佛大学物理系，毕业后，继续在纽约康奈尔大学攻读物理学博士学位。之后，他任职于纽约州约克镇（York Town，NY）生物医学基础研究中心。在家人的要求下，1973 年吴永辉回到香港，接管家族的西药业务，开启了吴永辉个人和耀章公司的新篇章。

从 1975 至 1991 年的 16 年间，耀章公司的业务开始横向发展，通过在各

---

① 当时台湾大学接受日式教育，台湾地区的医学也受到日本医学的影响；来自大陆的医学专家主要接受英美系的医学教育，多来自北京协和医学院系统。

国筛选医药技术、汰弱留强，代理与礼来没有直接竞争的欧美药厂、医疗仪器厂，例如美国惠氏药厂旗下的“爱而斯”（Ayerst）、瑞士“侯斯曼”（Hausmann）等品牌的药品。1984 年，中国改革开放的红利政策促使耀章公司重新回到阔别了 35 年的内地市场。然而，礼来公司管理层相对保守，不敢直接投资刚起步的内地市场，1985 年才同意耀章公司把礼来公司的新药介绍给北京、上海、广州的三甲医院。当时，耀章公司副总经理李炳容亲自跑到北京协和医学院和中国人民解放军总医院，推广礼来公司的头孢类抗生素。经过耀章公司持续 6 年的深耕与推广，礼来的品牌知名度在中国的医药市场大增，得到了中国一线城市中资深医生的接纳。

随着中国开放西药进口市场的力度加大，中国医药市场获得了飞速发展。1993 年礼来公司最终决定在中国上海成立分公司。耀章公司与礼来公司对中国市场有着共同的默契。1993 年，耀章公司与裕利公司合资成立了裕利中国有限公司（简称裕利中国）。裕利中国在 7 年内就成为国内进口药物行业的龙头。1994 年，永裕医药有限公司在北京成立；1995 年，永裕有限公司在上海成立，两家公司在两地分销与配送消费者药物与医疗仪器，并成为礼来公司在中国国内的独家物流商。

吴耀章与吴永辉父子的故事，从 1926 年的上海公共租界跨越到香港特别行政区，见证了翻天覆地的百年岁月。时代起落跌宕，两代掌门人经营的公司依然在西药分销业界屹立不倒。在吴氏家族的帮助下，礼来公司也成功在中国开辟了新的发展道路。

1929 年，礼来上海分公司开业一年后，另一位来自上海的中国人也出现在礼来的历史上，他就是陈克恢。除了老礼来和伊莱先生（Mr. Eli）之外，陈克恢是唯一获得雷明顿荣誉勋章（Remington Honor Medal）的礼来员工。他一直负责礼来公司的药理研究，直到 1963 年退休。到礼来公司工作之前，陈克恢就已经对礼来的发展产生了深远的影响。1918 年，陈克恢前往美国留学。1920 年，陈克恢从威斯康星大学药学系毕业并获理学学士学位。陈克恢是一位值得尊敬的学者，他致力于植物化学、生理学、药理学、药物认知学、植物学等各种研究，并获得了硕士和博士学位。1923 年，陈克恢再次回到中国，并进入北京协和医学院任教。

陈克恢的一位叔叔是草药专家，他敦促陈克恢去研究传说中的麻黄的特性。1897 年，一些日本科学家从麻黄中分离出麻黄碱，但后来他们的研究几乎被遗忘。陈克恢和北京的一些科学家重新注意到这种有效的生物碱，他们发现这种生物碱对治疗哮喘患者非常有用。这些发现公之于众后，礼来公司立即对麻黄产生了兴趣，并开始向在上海的驻华经理米勒订购麻黄。1926 年，麻黄碱对花粉热和百日咳的功效得到了证明，礼来公司也将麻黄碱投入市场。与此同时，陈克恢回到美国，在约翰斯·霍普金斯大学进一步研究他的中草药。这时，老礼来找到陈克恢，邀请他加入礼来公司，给予他学术研究的自由，并承诺为他从中国或其他地方寻找他需要的任何“神秘”的植物。由于陈克恢对商业世界一无所知，对此邀请感到犹豫不决。不久后，他被美国药理学和实验治疗学会（American Society for Pharmacology and Experimental Therapeutics）接纳为会员，但是学会管理方告诉他，如果他要去企业工作，就必须离开学会。话虽如此，然而，几年后由于陈克恢在药理研究中的突出表现，美国药理学和实验治疗学会迫不及待地再次邀请他入会，并选举其为会长。

1929 年 7 月底，陈克恢夫妇驱车前往印第安纳州的印第安纳波利斯，应邀担任礼来公司的药理研究部主任。礼来为陈克恢夫妇提供了丰厚的待遇和良好的工作环境，并承诺他们将享有完全的学术研究自由。同时礼来公司为陈克恢提供充足的研究资金保障，为他建立了世界一流的实验室，以满足陈克恢所领导的研究部的工作需求。陈克恢在礼来工作期间，开始将麻黄碱的药理用于生产麻黄碱药品，以适应临床治疗需要，因而每年都从中国大量进口麻黄用于生产。

陈克恢曾一度希望从牙买加的阿基果中获得另一种治疗糖尿病的方法，

但并没有取得更多进展。曾经有一段时间，陈克恢还进行了蟾蜍毒素的研究。他认为可以从中华蟾蜍（*Bufo gargarizans*）的毒液中找到类似洋地黄的产品——在中国的民间传说中，蟾蜍具有治疗鼻窦炎和口腔溃疡的作用。因此，印第安纳波利斯发出了采购一万只蟾蜍的命令。当时身在上海的米勒接到了这个艰巨的任务后，精挑细选了一位熟悉中国乡村的员工，派员工到乡下抓了一千只蟾蜍。随后，米勒把一千只蟾蜍装在鸡笼子里运往美国，但很可惜这些蟾蜍在飞行途中都死掉了。不屈不挠的米勒并没有放弃，他派人从蟾蜍的头部提取毒素，然后寄回美国，供陈克恢做研究使用。

陈克恢将自己的一生都献给了药理研究和制药事业，他毕生发表了 350 多篇论文和实验报告。1987 年，美国实验生物学会联合会（Federation of American Societies for Experimental Biology）为表彰陈克恢在学术研究和学会工作中所作的杰出贡献，将该学会新建落成的会议中心命名为“陈克恢会堂”（The K. K. Chen Auditorium）。

吴耀章在礼来进入中国市场的过程中发挥了不可或缺的作用，陈克恢间接推动了胰岛素在中国的传播和发展。

二、礼来重返中国医药市场

由于胰岛素很难用化学方法人工合成，所以长期以来只能从动物中提取，产量非常有限，加上提取工艺落后，运输环节也无法得到有效保障，胰岛素在很长一段时间里，都只是富人才能享用的天价药物。1978 年，美国基因泰克公司通过基因重组技术首次生物合成了人胰岛素，使胰岛素的批量生产变成了可能，而通过基因重组生产的胰岛素是人源胰岛素，相比从动物体内提取的胰岛素，在疗效和相容性方面都有优势。礼来公司当然不愿错过这样好的机会，最终获得了重组人胰岛素的生产授权。1982 年，礼来公司的重组人胰岛素优泌林获得 FDA 批准上市，礼来公司再次领先世界，成为首个销售第二代胰岛素的公司。

1993年礼来重返中国，把礼来公司的中国总部设立在上海，并分别在北京和广州设立办事处。1996年礼来苏州制药厂破土动工，这是礼来公司在中国投资的首家独资药品生产企业。2010年，美国礼来制药公司在中国设立糖尿病研究中心，并于2011年下半年在上海投入运营，该中心主要着眼于糖尿病治疗新型药物的研发工作。与此同时，礼来公司还为中华医学会糖尿病学分会与欧洲糖尿病研究基金会提供了总价值达180万欧元的三年期资金支持，这笔资金将用于支持中欧合作开展的糖尿病研究，研发满足中国糖尿病患者需求的药物。在礼来研发的药物中，重组人胰岛素优泌林及最佳伴侣优伴、人胰岛素类似物优泌乐、欧唐宁等均被公认为治疗糖尿病的创新药物。

除了提供药品以外，礼来在中国的另一个重要举措就是为医疗人员提供培训教育，这也是其在销售产品以外的一个更具有社会意义的行动。1995年，礼来通过霍普基金会（Project Hope）向上海第二医科大学附属医院捐赠价值32.5万美元的胰岛素，并为糖尿病教育提供3.5万美元资助，之后又相继在上海第二医科大学附属瑞金医院等地建立了4家糖尿病教育中心。1997年，在霍普基金会中国糖尿病教育项目启动会上，礼来公司出资100万美元，并计划在中国实施为期 5 年的综合性糖尿病教育项目。该项目旨在帮助中国的糖尿病患者，提高他们对糖尿病诊断、治疗、保健等方面的认识，其主要入手点是对“培训者”的培训，即培训对象是临床医生，提高医生们对糖尿病的认识，再由医生去教育糖尿病患者。在项目实施的过程中，200多名医生接受了培训，这些医生又培训了超过万名的中国糖尿病患者。2001年，礼来成立益康糖尿病中心，旨在提高中国糖尿病患者的医疗水平；2007年礼来推出糖尿病关爱和支持项目——“礼来糖尿病优行关爱项目”，该项目旨在使医生和患者能够通过（互联网）技术、疾病教育和服务来更好地管理糖尿病，达到理想治疗目标，并为糖尿病患者提供先进的血糖监测设备、教育工具以及专业的患者关爱服务，同时向医生与专业护理人员提供实时精准的患者数据。除了糖尿病教育，礼来还针对精神健康等领域在中国开展了形式各异的健康知识普及等公益事业，如 1996 年启动了“礼来旭日工程”，该项目主要针对中国的非精神科专家及患者的综合性抑郁症启蒙及教育；2000 年启动了“礼来-中欧医院管理文凭”项目，该项目致力于培训中国医院的高级管理层掌握管理相关的知识与技能；2001 年启动了“卫生部-礼来精神卫生”五年项目，旨在提高全社会对精神卫生问题的意识水平，并消除对这一问题存在的偏见；2002 年开通了“中华医学会-礼来网站”，为医务工作者提供互相交流的平台；2003 年成立了中华医学会-礼来多媒体医学教育中心，开国内多媒体医学教育的先河（表 10.1）。

表 10.1　礼来公司在中国的发展

时间	事件
1918 年	礼来进入中国，将其第一个海外办事处设在上海
1993 年	礼来重返中国，总部设在上海，并分别在北京、广州设立办事处
1994 年	礼来中国第一届全国销售会议在杭州召开
1995 年	新型抗抑郁药百忧解在中国上市
1996 年	礼来苏州制药厂破土动工，这是礼来全球第一家采用模块结构建造的制药厂
1982 年	重组人胰岛素优泌林上市，是礼来在世界上推出的第一支运用人工基因重组技术研制的人胰岛素
1995 年	霍普基金会开展中国糖尿病教育项目
1998 年	礼来苏州制药厂正式投产，获得中国卫生部药品论证管理中心《药品生产质量管理规范》（GMP）①认证证书，是国内较早通过 GMP 认证的制药企业之一
2000 年	优泌林的最佳伴侣优伴上市，成为专为糖尿病患者设计的简便、准确、有效、可重复使用的新型笔式人胰岛素注射器
2001 年	礼来中国成为礼来全球独立的分支机构
2001 年	益康糖尿病中心成立，旨在提供综合性糖尿病患者教育服务，提高中国糖尿病患者的医疗水平
2002 年	礼来苏州制药有限公司成为礼来在华的独资企业
2010 年	美国礼来制药公司宣布将在中国设立糖尿病研究中心，专注于研发满足中国糖尿病患者需求的药物

① GMP 是 Good Manufacturing Practice 的缩写，世界卫生组织将 GMP 定义为指导食物、药品、医疗产品生产和质量管理的法规。

第二节 国内胰岛素企业

在国外胰岛素纷纷涌入中国市场的时候，中国的一些制药企业也开始谋求胰岛素自主研发生产的道路。目前，通化东宝公司是中国二代胰岛素——人胰岛素的龙头企业，甘李药业是中国三代胰岛素——胰岛素类似物的领军企业，万邦生化则具有占据第一代胰岛素——动物胰岛素市场的绝对优势。除此之外，还有一些企业虽然成立较晚，但经过不懈的努力与追赶，也在国内胰岛素市场占据了一定份额，如21世纪成立的宜昌东阳光长江药业股份有限公司、辽宁博鳌生物制药有限公司等。本节重点介绍通化东宝公司在中国的发展。

一、通化东宝的前世今生

通化东宝药业股份有限公司（简称通化东宝）是国内生产胰岛素的领军企业，始建于1985年12月1日，公司总部坐落于吉林省通化市西郊，具体来说就是吉林省通化市通化县东宝新村。在这个地理位置偏僻的小山村，能够创立一家中国知名的医药企业，实属不易。1998年，通化东宝在国内首次研制出基因重组人胰岛素——甘舒霖，这一重大科研成果，不仅填补了国家空白，而且使国内外数以万计的糖尿病患者广泛受益，成为“九五”国家重点科技攻关计划项目、国家863计划和火炬计划项目。尽管成立之初困难重重，但通化东宝克服了艰难险阻，研发生产出领军世界的中国第一支重组人胰岛素——甘舒霖，该胰岛素符合美国标准和欧盟标准，通化东宝也因此与国际医药巨头美国礼来公司和丹麦诺和诺德公司形成三足鼎立的局面。

通化东宝并非靠生产胰岛素起家，涉及的领域最初也与生物制药毫不相关。这个源自吉林山村的企业，其发展壮大的过程颇具传奇，而创始人李一奎的人生经历也掺杂着非凡的勇气和跌宕起伏的艰辛。

李一奎是通化东宝的创始人，1974 年，他从北京大学生物系毕业之后，回到了自己的家乡。当时中国维生素 C 的二步发酵法是世界上最先进的生物发酵工艺，也是填补省内空白的国家重点项目，李一奎为了学习这项技术，来到通化的白山制药厂工作，当了一名车间主任。

后来，李一奎外派学习，回来之后却发现厂里的维生素 C 发酵项目被砍掉了，他不甘心，自己原本就是为了维生素 C 发酵项目而来的，结果却不尽如人意，于是，他给县里有关部门写信，为这个项目奔走呼喊，但他无论怎样竭力争取，最终得到的答复却都是一句："这是厂领导决定的，必须执行。"得到这样的回答之后，李一奎二话不说，立即辞职，档案和工资都不要了。

因为东北的药材比较好，离职之后的李一奎索性钻进了大山，靠挖药材谋生。此时，通化县第二轻工业局局长刘永成找到了他，聘请他到通化县创办企业，这与李一奎的想法不谋而合。最后，第二轻工业局借给了李一奎 2 万元，靠着这暂借的 2 万元资金，李一奎创建了通化市长白山滋补品厂。

20 世纪 80 年代，"人参王浆"在全国畅销时，李一奎别出心裁，一改传统工艺，在最简陋的实验室里试制成功了自己的第一个王牌产品——"鲜人参王浆"，以"鲜"为主打特色。当时正赶上中、日、尼三国攀登珠穆朗玛峰竞赛，李一奎为中国登山队赞助了 5 万元，并为他们提供了鲜人参王浆，其能够补充能量，里面含有蜂蜜，即使是零下二三十摄氏度也不会冻住，因此成了中、日、尼三国登山队的首选补品。之后，中国运动员第一个登上了珠穆朗玛峰，他们一手拿着国旗，一手拿着鲜人参王浆集体亮相的照片在全国各大报刊发表。此后，全国掀起了一股鲜人参王浆的热销潮。

鲜人参王浆获得巨大成功后，李一奎却做出了放弃滋补保健品的生产的决定。他敏感地预测到，改革开放使人们生活逐渐好转，这会引发营养滋补品市场的狂热，但这样一阵风似的热潮，并不会长久，于是，李一奎慢慢地把目光转向了治疗药品上面。

1986年，一位长春中医学院的教授拿着自己的研发成果，希望以3至4万元的技术转让费转让出去，他寻遍通化所有药厂，无一人愿意买下此成果。后来他找到李一奎商谈，而李一奎看到药方后，果断抉择，用5万元买断了该药的独家生产权。经过3年的努力，李一奎利用这项技术成功首创了治疗血管性头痛和神经性头痛的新药——镇脑宁胶囊，临床试验有效率达96.8%，填补了中国该类药的生产空白。1990年1月13日，国家卫生部批准了镇脑宁胶囊的生产文号。正当此时，中国大部分药企陷入利润下滑的尴尬境地，而通化东宝的“镇脑宁胶囊”的销售却扶摇直上，并且连连获奖。在镇脑宁胶囊的营销上，李一奎别出心裁。他邀请当时央视热播电视连续剧《渴望》中刘大妈的扮演者韩影做广告，广告词直白简单，“刘大妈”说：“《渴望》播出这么长时间，还有不少观众惦记着我，说王沪生气得我经常头疼。这不又寄来了镇脑宁。不过，要真头疼，就用得着了。”广告一炮打响，药品也被抢购一空，人们奔走相告，订单也纷至沓来，李一奎再次把通化东宝的镇脑宁胶囊推向成功的巅峰。

鲜人参王浆和镇脑宁胶囊的成功把李一奎推上了新高度，他也用对家乡的回报证明了自己的一腔赤诚。1992年，通化东宝承包了企业所在地二密镇恒德村土地，承担了让这里249户、962口农民发家致富的重任，李一奎将一部分农民安置在工厂上班，一部分安排在农林养殖业，并年复一年地为所有60岁以上的老年人发放养老金。这一举动深深感动了当地村民。此刻的李一奎不仅收获了财富，也得到了大家的爱戴。他再一次想起了大学时的“生物梦”，于是，他把目光投到了中国生物制药领域。

二、通化东宝生产的胰岛素

李一奎深知，随着全球卫生状况的日益复杂，生物制药技术必定会主导整个制药领域。生物制药领域其中的一个板块——蛋白质药物，在中国起步较晚，发展前景也较广。于是，李一奎将目光锁定在发病率较高的糖尿病治疗药品——胰岛素上。

糖尿病被称为“不死的癌症”，其发病病因复杂，并发症多，治愈率低。随着中国经济水平的提高，中国糖尿病的患病率也迅速增长，20 世纪 80 年代中国的糖尿病患病率不到 1%，如今 30 年过去，中国的糖尿病患病率已经超过了 10%，成为世界上糖尿病患者人数最多的国家[①]。

基因重组人胰岛素是治疗糖尿病最重要的药物之一，这项技术一直以来只有美国和丹麦两个国家能够研制，并牢牢垄断着市场的生产权和定价权。对于国内的糖尿病患者来说，胰岛素的价格昂贵，他们负担不起，只能忍受病痛的折磨。

作为一名北京大学培养出来的大学生，李一奎怀有强烈的使命感，他决定要攻克胰岛素这个难题，让中国的胰岛素也能够登上世界的舞台。

做出这个决定的过程极其艰难。当时通化东宝的经济效益可观，其盈利能力甚至“能够保障通化东宝的员工终身享有稳定的经济来源”。但如果放弃眼前唾手可得的效益，堵上前途而走自主创新之路，艰难险阻不可预测。当时国内也有很多背景雄厚的科研院所在进行基因重组人胰岛素的研究，这些科研机构投入了大量的人力和物力，却进展缓慢，而通化东宝坐落在山区，既没有专业的人才，也没有相应的设备，想要研究出胰岛素，无异于天方夜谭。所以，当李一奎做出这样的决定时，不出意料地遭到了很多人的反对，公司内部高层极力阻止，中层质疑观望，但李一奎并没有退缩。他以“研究胰岛素，填补国内空白”为使命，到处奔波，希望可以让自己的公司上市，通过发行股票的融资手段解决这一难题。

当时中国上市的名额非常有限，而且名额主要是给国有企业，那一年的上市名额早已被吉林省的另一家国有企业占有，但李一奎不甘心，他用“我一定会研制出胰岛素的决心”说服了省领导，特批了指标。终于在 1994 年 8 月 24

① 杜华阳. 上世纪80年代糖尿病发病率不到1%。现在达到10%左右，主要原因是什么？http://www.360doc.com/content/18/0617/03/31429017_762984333.shtml#google_vignette[2018-06-17].

日使通化东宝药业股份有限公司正式在上海证券交易所挂牌上市。

公司上市，有了资金，但依然遭遇质疑。因为作为山村里的一家名不见经传的小公司，想要自主研发基因重组人胰岛素，更多的人觉得这像一个噱头。但李一奎是一位想做事、敢做事的人，他顶住了来自各方面的压力，也做好了充分的准备，迎接接下来的攻坚克难的持久战。李一奎已经顾不上那么多担忧，企业家是要勇于承担风险的。

等到公司上市的文件批下来的第一刻，李一奎便连夜买了机票飞往美国，寻找一个急切想见到的人。而这个人，为日后通化东宝能够成功研制出基因重组人胰岛素，发挥了最关键作用的人，正是当时在美国的他的大学同学甘忠如博士。

李一奎曾在 1993 年的时候，前后多次远涉重洋飞抵美国，和甘忠如促膝长谈。甘忠如当时在默克公司工作，李一奎邀请甘忠如回国研究基因重组人胰岛素，但甘忠如认为国内的生物制品落后，设备仪器也落后，很难进行研发工作。后来李一奎又做了多次工作，终于打动了甘忠如，他考虑再三，决定和李一奎回国考察，看一下实地情况。但甘忠如回国实地考察后，就觉得被老同学“忽悠”了。因为研究基因重组人胰岛素需要世界最先进的设备、器材，而眼下连最起码的实验室都没有，这不禁令他有些后悔。甘忠如跟着李一奎在东北转了半个月，迟迟未做出决定。

就在甘忠如准备离开中国、返美的前一天，李一奎突然在吃饭间问甘忠如的打算，甘忠如犹豫了半天，说通化东宝没有研究所，也没有实验仪器，要研究基因重组人胰岛素，确实太困难了。李一奎听后，立即回答，现在虽然没有研究所，但是他们马上就可以盖一个研究所。当时手头没有材料，于是两个人就在饭桌上，拿起一张餐巾纸，开始手绘第一张研究所建设图纸。李一奎做过生产，他画中试车间平面图；甘忠如在美国实验室工作过，他画研究室平面图。

图纸画出来之后，甘忠如便回房间休息了。第二天早晨甘忠如起床一看，发现李一奎已经连夜带领工人开始修建研究所了，两栋闲置的旧房子已经被连夜拆除，开始挖槽子、下地基、运沙、运水……李一奎的举动让甘忠如相信，设备一流、现代化的实验室数月之内就会投入使用。

研究所已经开始修建了，甘忠如又告诉李一奎不仅需要修建研究所，还需要至少 50 万美元购买实验仪器。1994 年中国的外汇处于管制状态，就算有钱也无法直接汇到美国，于是李一奎找到马来西亚的一位朋友帮忙，通过朋友直接从马来西亚给甘忠如汇去 50 万美元，让他购买实验仪器设备。

不久，研究所建好了，实验设备也到齐了，接下来的任务是招兵买马。通化东宝在《通化日报》刊登了招聘启事。听闻通化最好的企业开始招聘，求职者们蜂拥而至。经历了多轮笔试，考查了英语和化学等方面的知识，在最后的面试环节，甘忠如亲自挑选。1995 年第一批被选中的商宝英、1996 年第二批被选中的周芳、刘汝新，1997 年第三批、第四批被选中的卢德刚、于海等人，就这样走进通化东宝，成为胰岛素研发的一线人员。另外，还有一个人，因为一次戏剧性的公交车抛锚事件，被命运之手安排，走进了通化东宝的大门，这个人就是冷春生。在接下来的胰岛素研发，以及通化东宝的整个发展过程中，冷春生都发挥了举足轻重的作用。

1997 年，刚刚从吉林化工学院毕业的冷春生开始找工作，但通化东宝并不是他的首选，学化工出身的冷春生，原本希望可以留在实习单位——吉化集团公司上班，因为吉化集团公司也是吉林化工学院最对口的工作单位，竞争激烈。后来，自觉留下无望的冷春生决定回老家找工作，几番抉择后决定去通化化工厂上班，这样的话也能学以致用。做出决定之后，冷春生坐上了回家的公交车，准备把自己找到工作的消息告诉父母。也许是命运的安排，冷春生乘坐的这一班公交车，半路上出了故障，因为抛锚，公交车停在了通化东宝对面的宾馆前。司机招呼大家下车等待。冷春生随着人流下车之后，一路误打误撞地走进了通化东宝敞开的大门。

冷春生就这样来到了通化东宝的人事部，恰好遇到了此刻正在通化东宝任职的甘忠如。两人相谈甚欢，于是甘忠如邀请冷春生留下来，起初给出的待遇并不高：临时工，没有编制，没有住房分配，也没有任何档案关系。冷春生综合考虑之后，决定留在通化东宝。于是，原本学精细化工的冷春生，开始转行研究生物技术领域。

1997 年 7 月 14 日，冷春生正式进入通化东宝下属的安泰克公司，从事胰岛素的研发工作，他凭借一股韧劲，6 个月就学会了常人两年才能独立操作的高效液相技术，3 个月就掌握了常人两年才能完成的分子生物学专业学习。他阅读了大量的文献和资料，开始对这门技术有了更深入的了解。

当时的冷春生尽管只是一个基层的工实验员，没有任何权利说“不”，但他对技术的痴迷已经到了废寝忘食的地步。他常常下班之后留在实验室工作。他曾经几天几夜工作在实验室里，甚至一两个月不回家，就连爱人生孩子，也没能陪在身边。由于长期睡在潮湿的工地上，大腿皮肤出现了溃烂。

功夫不负苦心人，冷春生这位生物制药领域的门外汉靠着一股“钻”劲，奇迹般地跨越了学术界难以逾越的鸿沟。1999 年，他尝试在胰岛素检测中加入一种新的试剂，成功地分离出了胰岛素生产过程中的杂质，这是当时世界上独家的高分辨率、高灵敏度的胰岛素检测新方法，实现了在胰岛素生产过程中的同步监测，使通化东宝生产的基因重组人胰岛素纯度高达 99.5%，高于欧美药典 98%的要求。这个方法至今还是通化东宝内部质量控制的一个金标准。

重组人胰岛素的研发过程非常艰苦，尤其是在实验的摸索阶段，一旦实验启动，每时每刻都需要人盯班。员工们 24 小时连轴转，甚至连吃饭的时间都没有，只能随便应付两口，不敢离开仪器半步。东北的冬天漫长又寒冷，实验室里也寒气逼人，员工们穿着厚厚的棉袄，在这样的环境下一坐就是一个星期。

回忆起那段岁月，员工们想到的最多的一个字就是“苦”。老员工商宝英回忆，研发的前十年，是最辛苦也是最艰难的时刻，每天都是加班加点，她都记不清自己流下了多少泪水，这种苦是常人无法体会的。但欣慰的是，甘忠如挑选的这几批员工责任心非常强，大家从来没有因为苦累抱怨和放弃。

经过 4 年的努力，令人窒息的实验室终于传来了激励人心的好消息：1998

年 12 月 11 日，拥有中国自主知识产权的基因重组人胰岛素在通化东宝研制成功。这是一项科技创新，是李一奎、甘忠如、冷春生以及所有的通化东宝员工用血汗泪水和坚忍的心智与毅力填补了中国生物制药的空白。基因重组人胰岛素的研制成功，不仅结束了中国糖尿病患者依赖进口人胰岛素的历史，也表明了中国生物工程技术达到世界领先水平。

刘新春回想起当年自己拿到第一支胰岛素试剂时的情景，仍然感慨万千。那个被命名为“甘舒霖”的第一支基因重组人胰岛素，试剂编号为“00000”，就是从他的手中，经过辗转，进入到医院，注射给一位陌生的患者的。这支胰岛素，与《美国药典》标准完全一致，符合美国和欧盟药典标准，这支胰岛素的出现，也标志着中国生物制药技术跨入了一个新的平台。

1998 年，“甘舒霖”获得国家药品监督管理局批准的生产文号；1999 年，被 587 名中国科学院院士和中国工程院院士评为“中国十大科技进展新闻”；2002 年，“甘舒霖”被评为吉林省科学技术进步奖特等奖；2003 年，“甘舒霖”又被评为国家科学技术进步奖二等奖。

“甘舒霖”的诞生，离不开李一奎的长远眼光。李一奎又一次成功了，通化东宝又一次成功了，所有的人都沉浸在自主创新的喜悦和为国争光的自豪之中。但喜悦的同时，新的考验也悄然而至，通化东宝将迎来有史以来面临的最大危机。

三、通化东宝走出国门

为了基因重组人胰岛素的研发，通化东宝投入了大量的资金，尤其是在充满未知的前三年，李一奎投入了足足有 1 亿元的资金，用镇脑宁胶囊的销售额支撑着胰岛素的研发。终于，一切的付出在第四年得到了回报，基因重组人胰岛素在实验室小试阶段取得了成功，接下来应该是由中试走向工业化生产的过程，而在这个最为关键的环节，通化东宝却遇到了几乎是毁灭性的危机。

2000 年，镇脑宁胶囊的销量出现了下滑，前期基因重组人胰岛素研发的很大一部分经费是依赖于镇脑宁胶囊的销售额，此时又是急需用钱的时候，中试阶段的成本高昂，市场也尚未推广，需要大量的资金来进行基因重组人胰岛素的工业化生产，但是通化东宝已无力承担这笔费用。冷春生当时想要一笔70万左右的经费来购买一些必备的仪器，但公司一连几天都没有签发下来，最后还是董事长李一奎用自己的钱填补了这笔花费，让冷春生购买了仪器。

李一奎没有想到，当初力排众议走上的基因重组人胰岛素自主研发的道路，竟然比他想象的还要艰难许多。短短几年时间，通化东宝因为巨大的研发投入，从一个非常优质的企业，走到了背负几亿外债的地步，企业濒临破产，李一奎进退两难。

屋漏偏逢连夜雨，国家银行原本承诺给通化东宝的几亿贷款在一夜之间被取消，原有的贷款还被压缩，这让通化东宝再一次陷入资金链断裂的阴影。由于实在是没有钱了，李一奎就带着夫人，背着孩子，坐着公交车去一些药店催款，拿到钱了再回来给员工发工资。这样的艰难日子，度日如年。

基因重组人胰岛素技术已经成功，并且有着广阔的市场前景，难道就要因为资金短缺而将这一造福国人的工程半途而废吗？在全国人民代表大会上，作为全国人民代表大会代表的李一奎有机会向领导当面汇报，说到动情处，李一奎不禁泪流满面。这一场景被在场的记者敏锐地捕捉下来，成为第二天的头条新闻——“能不能让企业家不再流泪”的标题新闻引起了有关领导的注意。

当时听了李一奎汇报的中央书记处何勇书记非常感动，马上帮忙联系相关银行，希望能给予通化东宝大力支持，而银行的工作人员在全国人民代表大会还没结束时也找到了李一奎，听取了他的汇报，给出了3.5亿贷款的批示。资金的问题终于解决了，通化东宝靠着贷款渡过了难关，而此时已经被李一奎聘为副总经理的冷春生也进行了大的工艺创新改进，他一共改进了12个项目，为企业节约了大量的资金，员工们省吃俭用，用了差不多2亿元，完成了基因重组人胰岛素的产业化。

2008年6月30日，通化东宝年产的人胰岛素冻干粉达3000千克，具有中国自主知识产权的基因重组人胰岛素装置一次性试车成功。该技术采用优越全新的工艺路线，只用了 16 道生产工序，这比美国礼来公司少了 17 道，大大降低了生产成本。2008 年 10 月，通化东宝拿到了 GMP 认证，使中国成为继美国、丹麦之后，世界第三个基因重组人胰岛素工业化生产的国家。

胰岛素产业化实现的过程几乎比实验室的合成还要艰难，但通化东宝终于还是走到了这一步。接下来，便是投入实际应用、接受市场检验的时刻。打入市场过程依旧曲折，但相比之前攀爬的那座危机四伏的大山，这样的挫折已经不足以动摇通化东宝的根基，反而让它在竞争的浪花中，越挫越勇，开辟出一条自己的道路。

通化东宝在决定把“甘舒霖”打入市场时，希望以相对较低的价格让患者最大程度地受益。然而想法很乐观，但实施起来却有难度，明明是同样疗效的药品，外国的胰岛素却比国产的贵了十多块钱。李一奎开始奔走呼吁，希望求得一个公正的市场。

在这样的过程中，通化东宝和“甘舒霖”也受到了很多的阻力，最大的阻力来自评判的标准。国外企业认为只有国外的产品才符合欧盟标准、美国标准，因此，通化东宝必须花费很多的资金和精力，委托第三方机构，按照外企提出的标准去检测产品。此项工作历时五年，进行了大量的分析实验和逐项对比之后，得出的结论是：通化东宝的胰岛素质量和外国的完全一致。

因此，国家发展和改革委员会同意把国产胰岛素的价格从每支 59.9 元涨到每支 65 元，把进口的胰岛素从每支 76 元降到每支 65 元。这样一来，无论国产还是进口的胰岛素，都处于同一个价格线上。

虽然在价格上获得了调整，但要进入国内市场，通化东宝还面临着另外一个挑战——一品双规，这是国家医药行业的制度。如果一个产品，想要在医院里面进行销售，只能允许两家企业的存在，而美国和丹麦的胰岛素早已经先入为主，进入各大医院，而作为第三家的通化东宝想要在这个时候打入国内市场，无异于以卵击石。

在这样的夹缝之中，通化东宝艰难地度过了若干年。经过多次讨论，公司高层果断放弃了国内城市市场，而是走了另外一条极具中国特色的销售路线——农村包围城市。通化东宝将广袤的农村发展为重要的平台，将产品推广给乡镇、县级以下的医院，由于一些基层的医生不懂得如何使用胰岛素来控制糖尿病的血糖，通化东宝又花了很多的时间和资金组织培训，聘请大医院的糖尿病专家去基层培训，传授基层医生如何正确使用胰岛素。

2015 年 9 月 8 日，国务院发布了《关于推进分级诊疗制度建设的指导意见》，这一分级诊疗制度让大医院的常规疾病的治疗，下沉到县级以下的医院，恰好给予了通化东宝的胰岛素很大的机会，虽然大城市里的三甲医院主要还是以美国和丹麦的胰岛素为主，但通化东宝可以布局乡镇基层医疗所需的胰岛素市场。

中国的医疗事业不断发展，国家的医药政策也在不断调整，但最核心的问题始终没有改变，就是要解决中国老百姓看病难、吃药贵的问题，而基因重组人胰岛素也逐步进入了《国家基本医疗保险、工伤保险和生育保险药品目录》，这就更加为通化东宝胰岛素的市场扩大提供了契机。1998 年通化东宝的胰岛素年销售额在中国的市场份额大约为 1 亿元人民币，如今 25 年过去了，市场份额的增长接近 100 倍，这为通化东宝胰岛素在国内的发展提供了广阔的天地。

虽然国内市场如此红火，但通化东宝并没有止步于国内的医药市场，而是把目标锁定在更加辽阔的国际医药市场，因为一次寻求合作的经历，让通化东宝意识到，它们生产的基因重组人胰岛素，可以在世界舞台上大有可为。

2000 年，通化东宝的基因重组人胰岛素刚刚研发成功，俄罗斯的一家厂商便主动洽谈，他们不远万里而来，就是为了购买通化东宝基因重组人胰岛素。早在苏联时期，他们就已经投入了大量的资金，想要做出基因重组人胰岛素，但是一直没有研发成功，俄方此次前来求药，也提供了非常可观的利润，一千克的胰岛素给出了几万美元的高价，而且还是成批地购买。这一次成功的洽谈也为之后通化东宝与俄罗斯的合作奠定了基础，2005 年 6 月，李一奎应俄罗斯上院邀请，奔赴俄罗斯签订《中俄共同投资在俄建立重组人胰岛素制剂生产基地及出口合同》。从此，俄罗斯正式成为通化东宝基因重组人胰岛素的出口国家。

和俄罗斯一样，迫切需要胰岛素的还有埃及。2002 年，埃及正在遭受西方国家的制裁，再加上埃及人主要信奉伊斯兰教，不接受使用动物胰岛素，于是只能去寻找人胰岛素。最后，他们把目标锁定了中国。埃及驻华领事馆的沙亚维（Shaayawy）来到通化东宝，希望寻求合作。由于当时通化东宝刚刚开拓海外市场，还没有完成在埃及的注册，埃及政府便给予通化东宝最大的便利，让通化东宝在很短的时间内完成了胰岛素产品在埃及的注册，双方也签订了上百万美元的胰岛素出口合同。当时也是通化东宝资金最短缺的时候，与埃及签订的合同不仅在一定程度上缓解了通化东宝在经济上的压力，也增加了通化东宝对自己的胰岛素产品在国际上竞争的信心，通化东宝逐渐将目光放到了国际市场。

2007 年，通化东宝收购了瑞典瑞康生命科学有限公司。2009 年，中国与马来西亚建交 35 周年，回良玉副总理与马来西亚国家总理纳吉签署合作计划，其中一项重要内容便是马方生物科技集团与中方的通化东宝合作，生产基因重组人胰岛素项目，金额为 1 亿元人民币。

至今，通化东宝的基因重组人胰岛素已经完成了在 40 多个国家的注册和现场检查，出口到 20 多个国家和地区，创汇近亿美元。通化东宝这艘自主成长的医药之船，终于平稳地驶入了广阔的大海。

2019 年，通化东宝的创始人李一奎董事长宣布退休，接替他的正是当年临危受命、解救通化东宝于危难之中的冷春生。巧合的是，这两位领头人都曾先后获得“全国劳动模范”的称号。通化东宝的未来依然在书写中，胰岛素的中国故事也仍然在继续。

APPENDIX

附　录

附录 1 胰岛素近邻

当我们谈论胰岛素的时候，不应该只局限于胰岛素注射剂，而应该放眼去看所有与胰岛素相关的药物和用品。人类在抗击糖尿病的过程中，逐渐认识到血液中葡萄糖的转化依靠胰腺分泌的两种重要分子来调节：胰岛素和胰高血糖素（glucagon）。在应对使用胰岛素造成的低血糖的威胁时，胰高血糖素起到了极为重要的作用。在人类对抗糖尿病这个难缠的疾病时，胰岛素笔、血糖仪、胰岛素泵等胰岛素的近邻所发挥的作用同样不可忽视。

胰高血糖素是胰岛α细胞分泌的一种高血糖因子。1889 年，两名德国学者约瑟夫 ·冯 ·梅林（Joseph von Mering）和奥斯卡 ·闵可夫斯基（Oskar Minkowski）发现切除狗的胰腺会导致狗得高血糖和糖尿病。随后，一些研究人员开始致力于分离胰腺中的抗糖尿病因子，约翰 · 莫林（John Murlin）就是其中的一位。1912 年，莫林开始研究胰腺提取物。在康奈尔大学医学院工作时，莫林与本杰明 · 克莱默（Benjamin Kramer）发现，当被切除胰腺的狗服用碱性物质与胰腺提取物时，尿液中的葡萄糖完全消失了。1922 年，莫林在两条切除胰腺的狗身上注射了一种提取物，发现 3 小时后血糖有所提高；4 天后，他在正常的兔子身上注射该提取物，这一结果再次出现。莫林因此得出结论，除了降血糖因子外，胰腺中还存在一种升高血糖的物质，这种物质当时被称为“胰腺高血糖因子”（The hyperglycemic factor of the pancreas）。20 世纪三四十年代，当时的研究旨在进一步确定该胰腺提取物有关升血糖作用的特点，结果表明，静脉注射后，血液中的葡萄糖在 5—10 分钟后达到峰值。德国波恩大学的马克斯 · 伯格（Max Bürger）和瓦尔特 · 布兰特（Walter Brandt）致力于研究葡萄糖效应的特征。伯格和布兰特虽然制作出了部分纯化的具有升高血糖特性的提取物，但他们并没能成功地将这一提取物与胰岛素完全分离。他们得出结论：胰岛素一定与这一提取物密切相关。20 世纪 50 年代，由斯托布（A. Staub）领导的研究小组，在位于印第安纳波利斯的礼来研究实验室，成功分离出了一种纯粹的胰腺物质的结晶，因其可以升高血糖，所以被命名为“胰高血糖素”。当糖尿病患者出现严重低血糖时，注射胰高血糖素是非常重要的抢救手段。20 世纪 50 年代中期，上海市第一人民医院内科医生胡远峰率先在中国开展“用口服降糖药磺脲化合物治疗糖尿病”的临床研究。1959 年，胡远峰在《中华内科杂志》上发表《胰高血糖素的生理作用与临床应用》一文，成为将胰高血糖素介绍到中国的第一人。自罗杰·昂格尔（Roger H. Unger）提出糖尿病的“双激素学说”后，围绕胰岛素而研发的一系列药物在临床上得到广泛应用。然而，作为胰岛素的拮抗激素，胰高血糖素却常被忽略，由于各种原因，其研究远落后胰岛素的研究。进入 21 世纪后，随着科技的进步，胰高血糖素再次成为研究者关注的焦点。各种研究发现都为胰高血糖素的药物研究提供了理论基础。目前，基于胰高血糖素的降糖药物主要有三种，分别是内源性胰高血糖素、胰高血糖素受体（GCGR）拮抗剂和胰高血糖素受体激动剂。

胰岛素笔是一种胰岛素注射装置。1853 年，法国外科医师查尔斯·加布里埃尔·普拉瓦（Charles Gabriel Pravaz）最早提出无针注射器的概念。1924 年，胰岛素专用注射器研发成功，解决了胰岛素注射需要的精确度问题。1933 年，最早的无针注射器研制成功。1952 年，世界上第一支一次性胰岛素注射器诞生。1985 年，笔式胰岛素注射给药器推出，其革命性地将胰岛素药物和注射装置合二为一，方便糖尿病患者携带，其注射迅速、准确，剂量精确，针头短而细，注射痛苦小，操作简单，剂量选择有声音提示，使得有视力障碍的患者也可自行注射。目前胰岛素笔已在临床上广泛使用。20 世纪 80 年代，中国逐渐开始采用一次性塑料注射器代替普通玻璃注射器注射胰岛素。随着胰岛素笔传入中国，国人也开始采用这一更加方便、简单的仪器注射胰岛素。

血糖仪又称血糖计，是一种测量血糖水平的电子仪器。1965 年，德国拜耳公司下属的艾姆斯（Ames）公司发明了一种可以测量血糖的产品，名为 Dextrostix。即把一滴血滴到试纸上，1 分钟后冲洗掉血迹，像使用 pH 试纸一样和比色卡相对比，就能根据颜色读出血糖值，但这种使用方式对大多数人而言非常不便，如果显示的颜色处于两种标准色之间时，便很难判断究竟怎样读数。之后，Ames 公司意识到 Dextrostix 的不便，就将其改进为反射测光仪，将反射光送到光电管上，通过可以摇摆的指针读出数据，并投入生产。1966 年，Ames 公司的汤姆·克莱曼斯（Tom Clemens）开始研发血糖仪，并于 1968 年后首先开发出几台血糖仪的模型并申请德国专利，这批血糖仪被命名为 Ames Reflectance Meter。1971 年，在 Ames Reflectance Meter 上市后的第二年，该产品获得美国专利，专利号为 U. S. Pstent3605815。1980 年，Ames 公司推出第二代血糖仪 Glucometer，后来又相继推出 Glucometer Ⅱ、带有记忆功能的 Glucometer M 和较低价位的 Glucometer Ⅲ。最初，血糖仪仅在医院使用，其长约 25 厘米，需要连接电源。1980 年前后，血糖仪才开始进入糖尿病患者家庭。第一位个人购买者叫作迪克·伯恩斯坦（Dick Bernstein），是一位美国工程师，自青少年时代起他就患有 1 型糖尿病，常常一个月内至少要住院治疗一至两次，不是因为酮酸中毒就是因为血糖过低或二者皆有，自己完全无法控制病情。他曾在医生的诊所里看到过血糖仪，于是就给 Ames 公司打电话，表明购买意愿，最终得到了属于自己的第一台血糖仪。在家监测血糖，这让迪克免去了住院监测的烦恼，一台仪器改变了他的生活。他俨然变成了血糖仪狂热者，在纽约市到处说服糖尿病患者，购买血糖仪并完成血糖监测。迪克 45 岁时，他选择攻读医学博士，后来成为纽约市的开业医生。

正确使用血糖仪可以改善糖尿病的治疗效果，在高血糖水平下，即使没有表现出症状，体内的组织也仍在发生持续的病理改变，产生各种并发症。如果症状出现后才去治疗，往往为时已晚，难以使病变逆转，所以及时了解血糖水平，调整用药，严格控制血糖可以减少大部分的并发症，从而提高生活质量，改善预后。国际上有不少关于监测血糖次数和预后关系的研究，这些研究一致的结论是：测血糖越多，则预后越好。美国糖尿病学会高度评价血糖仪为“糖尿病治疗史上的一个里程碑”，将监测血糖与药物治疗等并列为糖尿病的五大治疗措施之一。目前，血糖仪已成为血糖监测的标准方法，在发达国家，糖尿病患者几乎每人拥有一台血糖仪。中国从 20 世纪 80 年代开始引进血糖仪，市场被外资品牌如强生、罗氏、拜耳等垄断。直到进入 21 世纪，中国国产血糖仪迎来高速发展，并开始由医院用设备转变为糖尿病患者家庭医疗保健设备。

胰岛素泵治疗是采用人工智能控制的胰岛素输入装置，通过持续皮下输注胰岛素的方式，模拟胰岛素的生理性分泌模式从而控制高血糖的一种胰岛素治疗方法。早在 20 世纪 60 年代初，便有人提出了连续胰岛素给药的想法。1963 年，阿诺德 · 卡迪什（Arnold Kadish）设计了一种可以对身体一直提供连续的胰岛素并且具有自动检测血糖功能的装置，这是世界上第一个闭环胰岛素泵装置。该胰岛素泵可以放在背包中携带，大小与当今的微波炉差不多，但不适合日常使用，另外由于静脉通路，感染的风险很高，因此并没有得到推广。1974 年，一台名为 Biostator 的由计算机控制的闭环胰岛素泵被开发出来，这是一种基于计算的葡萄糖数据来控制的胰岛素输注系统，被设计为模拟正常胰腺细胞，由于其操作复杂性和笨重的尺寸，只能适用于短期研究。1974 年，斯拉马（Slama）等人在巴黎进行了开拓性研究，通过使用开环泵显示出对糖尿病患者血糖水平的良好控制，这种开环泵以基本剂量输送胰岛素，在患者进餐时以 15 倍的比率输送胰岛素。此后，来自英国和法国的研究人员开始使用小型电池供电的自动注射器（这种注射器实际上已在医院中用于其他目的），用生理盐水调节递送速率，利用旋转螺钉来推注，通过导管将胰岛素连续输送至皮下脂肪，集成电机产生发动机动力将胰岛素传递给胰岛素泵。随着科学技术的不断发展，一些更加先进、现代化的胰岛素泵被研发出来，患者/临床医生也有了多种设备可供选择。有些胰岛素泵允许患者在一天中设定几个不同的基础量，以适应在每日不同状态下的胰岛素需求；基于用户的碳水化合物输入，大多数现代胰岛素泵可以计算推注剂量以及在需要时调整高血糖值所需的剂量；一些“智能泵”有内置的剂量计算器，可以自动估算前一次推注后仍保持活动状态的胰岛素，并根据多种因素（例如血糖）估算应使用的胰岛素量摄入食物的浓度和预期量；更高级的泵则能够利用“方波”或“双波”影响胰岛素的持续时间，其中“方波”推注模式用于在较长时间内输送单次推注剂量的胰岛素，而“双波”推注模式则用于传递两次推注；还有一些泵具有附加功能，如可编程存储器、安全闭锁功能和遥控器。不同的制造商竞争生产着具有独特功能的胰岛素泵，这些功能和设计可为用户提供具有舒适性、灵活性和易用性的产品。

附录 2　糖尿病健康教育

糖尿病健康教育是指通过开展有组织、有系统的社会教育活动，帮助糖尿病患者掌握糖尿病相关知识及技能，树立健康意识和信念，以及了解如何有效地改变生活方式和控制血糖的过程。具体来说，糖尿病健康教育的首要目标是提升糖尿病的知晓率，通过介绍糖尿病基础知识，让胰岛素的使用者、糖尿病患者乃至大众都对糖尿病有所认知，帮助他们克服对糖尿病的恐惧，也减少患者因为无知而贻误治疗的情况。除此之外，如何使用胰岛素等药物，如何根据饮食和运动的情况调节用药，如何进行糖尿病自我管理，如何进行饮食和运动的控制，如何进行自我血糖监测，身体出现了哪些信号需要立刻处理或就医等都是糖尿病健康教育的内容。

糖尿病健康教育是控制糖尿病的重要手段之一，其有助于稳定患者情绪，提高患者自我管理能力，提升患者生活质量。糖尿病的治疗与并发症的防治不仅需要对症治疗，还需要患者自身对疾病的重视，积极改变自身日常饮食与生活习惯，坚持用药与血糖监测。因此，通过健康教育使患者对疾病及治疗有正确、客观、理性的认识十分关键。糖尿病健康教育有助于调动患者在疾病控制上的主观能动性，提升患者对护理和医嘱的配合程度，使患者自觉采纳健康的生活方式、正确用药方式，进行饮食控制和运动干预，有效提高患者血糖控制稳定性、服药依从性、治疗有效性，从而降低糖尿病对正常生活的影响。患者血糖控制不仅仅与药物、饮食和运动等因素有关，还受到患者心理状态的影响。由于糖尿病治疗病程长、费用高，一旦治疗不及时可引起许多并发症，增加患者的痛苦和经济压力，导致患者出现紧张、失眠、抑郁等负面情绪，这会严重影响治疗的效果。而对患者进行个体化的健康指导能够帮助患者正确对待自身疾病，疏导不良情绪，积极配合治疗。患者自我管理能力越强，血糖控制效果越理想，并发症就越少。因此，糖尿病健康教育可以加强人们对糖尿病的正确认识，做到早预防、早发现、早治疗，达到防治糖尿病的目的，并防止并发症的发生和发展，是糖尿病的重要治疗措施之一，与糖尿病饮食治疗、运动治疗、药物治疗和自我监控并称为糖尿病治疗的“五驾马车”。

目前，糖尿病健康教育采取集中治疗教育模式，经验交流教育模式，家庭访视、电话随访健康教育模式，小组化糖尿病教育模式等多种形式。集中治疗教育模式是目前临床应用较为广泛的糖尿病健康教育模式。这种模式主要是由内分泌医生根据糖尿病的治疗原则，制定出一套标准化的糖尿病健康教育内容，并由责任护士以理论灌输的方式对糖尿病患者进行健康教育。经验交流教育模式是指由护士组织的，在患者之间开展的经验介绍。护士往往邀请一些患病时间较长，对糖尿病知识较为了解，对糖尿病控制的重要性有深刻体会的，积极配合治疗护理且取得一定控制效果的患者介绍经验。患者通过讨论交流，学习糖尿病基础知识，增强糖尿病教育效果。家庭访视、电话随访健康教育模式是指依据社区以及住院患者出院后建立的健康档案，护士和医生通过定期的家庭访视或电话随访来对患者进行糖尿病健康教育，如通过糖尿病咨询热线等进行健康教育。小组化糖尿病教育模式是以患者间的合作学习为基础的教育形式，限制人数为 10 人左右，并由糖尿病教育专员、专科医生进行讲解，每次的教育内容都有一个明确的主题。

除此之外，还有一些新型的糖尿病健康教育模式，包括“看图对话”互动式教育模式、“跨理论模型”教育模式、个案管理教育模式、授权赋能教育模式、结构化教育模式、情境式教育模式等。“看图对话”互动式教育模式是指护士运用国际糖尿病联盟推出的 4 幅“看图对话”图片工具，即“与糖尿病同行”“什么是糖尿病”“健康饮食和运动”“和胰岛素同在”，在授课过程中有意识地运用启发式提问代替单一灌输的方式对患者进行教育，以小组的方式使患者围绕图片内容进行讨论，护士充当辅导员的角色，引导、启发患者主动参与到讨论中，调动患者学习的积极性；“跨理论模型”教育模式将行为改变分为五个阶段，即前意向阶段、意向阶段、准备阶段、行动阶段和维持阶段，教育护士首先评估患者所处的阶段，然后根据每个不同行为改变阶段患者所面临的主要问题进行健康教育干预，帮助患者改变行为，而教育的次数会随着阶段的提高而逐渐减少；个案管理教育模式是一种灵活的、系统的、合作性的方法，它以一套类似护理程序的步骤来对患者进行教育，根据每位患者不同的自身情况采取个别指导教育，其实施主要是由糖尿病专科护士、专科医生、营养师及康复师等完成的；授权赋能教育模式是一种由教育护士将决策权下放，让患者参与并承担自我糖尿病管理的教育模式，该教育模式改变了之前护士与患者之间被动服从的关系，教育护士的责任是提供给患者糖尿病的相关知识和技术，帮助患者学习控制行为和发掘糖尿病自我管理的内在驱动力；结构化教育模式是将糖尿病教育划分为饮食、运动、低血糖的处理、胰岛素注射、自我血糖监测、并发症防治等几个小板块对患者进行教育，针对每个板块对患者设定教育目标，实施干预并进行干预效果评价和反馈；情境式教育模式是在教育过程中，教育护士有目的地激发患者对糖尿病知识的学习兴趣，设计与教育内容相符且生动具体的场景，将理论知识演化为直观内容，将认知活动和感情活动结合起来。

中国糖尿病健康教育起步较晚，直到 20 世纪 90 年代初，中国才出现给糖尿病患者讲课、糖尿病夏令营等教育形式。中国糖尿病健康教育的主要内容包括：糖尿病基础知识、饮食疗法和运动疗法、自我血糖监测、药物治疗、急慢性并发症的预防和治疗、心理护理、特殊时期自我管理教育、足部护理教育和中医护理等。相信随着糖尿病知识的普及，糖尿病教育会越来越得到重视，糖尿病患者也会越来越懂得如何关注自己的健康，预防糖尿病会在更多的人群中受到重视。

主要参考文献

北京胰岛素结构研究组. 胰岛素晶体结构的研究：1.8 埃分辨率的胰岛素分子. 中国科学 A 辑，1974，（6）：591-611.

巢元方. 诸病源候论译注. 张民庆编. 北京：中国人民大学出版社，2010.

陈方之. 对于教育部审定医学名词第一卷质疑. 医药学，1925，2（12）：85-87，98-105.

陈仁寿. 四库全书・金匮要略. 南京：江苏科学技术出版社，2008.

陈修园. 陈修园医学全书. 林慧光主编. 北京：中国中医药出版社，1999.

程国彭. 医学心悟. 闫志安，徐文兵校注. 北京：中国中医药出版社，1996.

杜亚泉. 说明科学名词审查会审定——三元素名称不能适用的理由. 自然界，1926，1（1）：8-13.

杜严勇. 胰岛素探秘者：张友尚传. 上海：上海交通大学出版社，2015.

高镜朗. 岛精. 中华医学杂志，1923，（4）：169-179.

高镜朗. 腺质治疗之要旨. 中华医学杂志，1925，（6）：31-37.

高似兰，鲁德馨. 高氏医学辞汇. 上海：协和书局，1926.

高晞. “解剖学”中文译名的由来与确定——以德贞《全体通考》为中心. 历史研究，2008，（6）：80-104.

高彦彬. 古今糖尿病医论医案选. 北京：人民军医出版社，2005.

葛洪. 西京杂记. 李銮主编. 北京：学苑音像出版社，2004.

葛洪. 肘后备急方. 汪剑，邹运国，罗思航整理. 北京：中国中医药出版社，2016.

古德曼，班尼特. 西氏内科学（第 7 分册）. 21 版. 西安：世界图书出版公司，2003.

胡适. 胡适日记全编 3（1919—1922）. 曹伯言整理. 合肥：安徽教育出版社，2001.

胡适. 杂感：“胡适先生到底怎样？”. 努力周报，1923，36：3.

胡颂平. 胡适之先生年谱长编初稿（校订版）. 台北：联经出版事业公司，1984.

胡远峰. 胰高血糖素的生理作用与临床应用. 中华内科杂志，1959，(7)：684-688.

黄祥云. 牛胰岛素事件及其科学社会学研究. 自然辩证法通讯，1992，(1)：26-34，80.

教育部. 政府公报，1919，139：89.

科学名词审查会. 审定科学名词准则意见书. 中华医学杂志，1921，(3)：181-183.

李昂. 春风化雨九十年，事功史实析毫端——评《胰岛素之发现》. 自然科学史研究，2012，31 (4)：491-500.

李步满，吴深涛. 李东垣阴火理论与消渴病治疗思路. 河北中医，2007，29 (5)：451-453.

李洪伟，蔡郁. 医学英语术语与希腊和拉丁语之间的词源分析. 安徽医学，2011，32 (6)：841-842.

李涛. 中国的糖尿病考. 中华医学杂志，1937，23：1060-1066.

林慧光. 杨士瀛医学全书. 北京：中国中医药出版社，2006.

刘更生. 医案医话医论名著集成. 北京：华夏出版社，1997.

刘京丽. 针灸治疗消渴的时间效应研究. 长春中医药大学学报，2012，28 (5)：861-862.

刘力力，王育林，马燕冬. 从“大机里尔”到“胰”——荷兰语医学名词“alvleesklier”汉译探微. 中西医结合学报，2011，9 (10)：1158-1160.

刘立公，顾杰，方东行. 消渴的古代针灸治疗特点分析. 中医文献杂志，2004，22 (2)：13-14.

刘正埮，高名凯，麦永乾，等. 汉语外来词辞典. 北京：文字改革出版社，1958.

鲁迅辑录. 唐宋传奇集全译 (修订版) . 程小铭，袁政谦，邱瑞祥译注. 贵阳：贵州人民出版社，2009.

罗天益. 卫生宝鉴. 北京：人民卫生出版社，1963.

马西尼. 现代汉语词汇的形成——十九世纪汉语外来词研究. 黄河清译. 上海：汉语大词典出版社，1997.

毛德西. 疗效改变了胡适的偏见. 中国中医药报，2007-04-25 (5) .

欧阳修，宋祁等. 新唐书 (八) . 李娈主编. 北京：学苑音像出版社，2004.

欧阳修. 欧阳修集. 北京：华雅士书店，2002.

齐豫生，郭镇海. 四库全书精编·子部 (第十八辑) . 北京：中国文史出版社，2002.

沈国威. 近代中日词汇交流研究：汉字新词的创制、容受与共享. 北京：中华书局，2010.

沈国威. 西方新概念的容受与造新字为译词——以日本兰学家与来华传教士为例. 浙江大学学报（人文社会科学版），2010，40（1）：121-134.
沈仲圭. 糖尿病浅说. 卫生杂志，1936，4（1）：4-5.
司马迁. 精评本史记. 李炳海校评. 长春：吉林文史出版社，2003.
宋国宾. 医学名词标准译法. 医药评论，1937，148：22-25.
宋军. 申报的兴衰. 上海：上海社会科学院出版社，1996.
宋乃光. 刘完素医学全书. 北京：中国中医药出版社，2006.
孙洽熙. 黄元御医学全书. 2 版. 北京：中国中医药出版社，1999.
孙思邈. 备急千金要方. 鲁兆麟主校. 张丽莎，王浩参校. 沈阳：辽宁科学技术出版社，1997.
孙思邈. 千金方. 北京：中国中医药出版社，1998.
孙思邈. 药王千金方. 高文柱主编. 北京：华夏出版社，2004.
唐有祺. 第十一届国际晶体学大会. 化学通报，1979，(2)：84.
唐宗海. 血证论. 欧阳兵，李文华，韩涛点校. 天津：天津科学技术出版社，2003.
田代华，刘更生整理. 灵枢经. 北京：人民卫生出版社，2005.
田代华整理. 黄帝内经素问. 北京：人民卫生出版社，2005.
田思胜，等. 朱丹溪医学全书. 北京：中国中医药出版社，2006.
王大成，顾孝诚. 胰岛素晶体结构研究 40 年回眸. 中国科学：生命科学，2010，40（1）：2-7.
王大成. 猪胰岛素晶体结构测定. 生物物理学报，2008，(1)：2.
王道瑞，申好真. 严用和医学全书. 北京：中国中医药出版社，2006.
王志珍，梁栋材. Hodgkin 教授与中国的胰岛素晶体学研究. 化学通报，1994，(3)：60-63.
王竹星. 医祖扁鹊奇方妙治. 天津：天津科学技术出版社，2011.
温昌斌. 近代中国关于科技译名统一实践工作要点的认识. 中国科技术语，2009，11（4）：16-21.
温昌斌. 民国时期国立编译馆及其科学名词审定工作. 科技术语研究，2004，6(3)：46-48.
谢大任. 医学名词字源. 上海：龙门联合书局，1950.
熊卫民，王克迪. 合成一个蛋白质：结晶牛胰岛素的人工全合成. 济南：山东教育出版社，2005.

徐江雁，许振国. 张子和医学全书. 北京：中国中医药出版社，2006.
许邦宪. 医药发明史话：岛精及其发见者彭丁博士（岛精制成第二十年纪念）. 药和化学，1940，1（12）：4-9.
叶天士. 叶天士医学全书. 黄英志主编. 北京：中国中医药出版社，1996.
胰岛素结构研究组. 2.5 埃分辨率胰岛素晶体结构的研究. 中国科学，1972，（1）：3-20.
猷先. 糖尿病. 医学周刊集，1931，4：97-101.
俞慎初. 糖尿病证治概论. 医铎月刊，1936，1（1）：2-4.
俞震. 古今医案按. 达美君，王荣根，邹金根，等校注. 北京：中国中医药出版社，1998.
喻嘉言. 喻嘉言医学全书. 陈熠主编. 北京：中国中医药出版社，1999.
袁桂清，徐弘道. 中华医学杂志史略. 中华医学杂志，1996，76（8）：635-639.
约翰·拉贝. 拉贝日记. 本书翻译组译. 南京：江苏人民出版社，1997.
曾昭抡. 二十年来中国化学之进展. 上海：中国科学社，1935.
张大庆. 高似兰：医学名词翻译标准化的推动者. 中国科技史料，2001，22（4）：324-330.
张大庆. 中国近代的科学名词审查活动：1915—1927. 自然辩证法通讯，1996，18（5）：47-52.
张登本. 王焘医学全书. 北京：中国中医药出版社，2006.
张剑. 近代科学名词术语审定统一中的合作、冲突与科学发展. 史林，2007，（2）：24-35，189.
张介宾. 张景岳医学全书. 李志庸主编. 北京：中国中医药出版社，1999.
张年顺，等. 李东垣医学全书. 北京：中国中医药出版社，2006.
张庆玺. 药学名词审定工作刍议. 中国药学杂志，1986，（1）：3-6.
张田勘. 医学术语的命名、类别及意义. 山东医科大学学报（社会科学版），1990，（3）：5-10.
张锡纯. 医学衷中参西录. 太原：山西科学技术出版社，2009.
张锡纯. 医学衷中参西录. 王云凯，杨医亚，李彬之校点. 石家庄：河北科学技术出版社，1985.
张仲景. 金匮要略. 何任，何若苹整理. 北京：人民卫生出版社，2005.
张仲景. 伤寒论. 王叔和撰次. 钱超尘，郝万山整理. 北京：人民卫生出版社，2005.

赵兰梅，陈兆修，熊兰淑. 祖国医学对糖尿病的认识. 邯郸医专学报，1996，（4）：346-348.

赵师震. 内科诊断学. 上海：中华书局，1940.

郑寿全. 医理真传. 北京：中国中医药出版社，1993.

周仲瑛. 中医内科学. 2 版. 北京：中国中医药出版社，2007.

Banting F G，Best C H，Collip J B，et al. The effect produced on diabetes by extracts of pancreas. Trans Assoc Am Physicians，1922，37：337-347.

Bliss M. The Discovery of Insulin. Chicago：The University of Chicago Press，1982.

Dexin L U，Mcall P L. Cousland's English-Chinese medical lexicon. 7th ed. Council on Publication China Medical Association，1931.

Dodson G. Dorothy Mary Crowfoot Hodgkin，O.M. 12 May 1910—29 July 1994. Biographical Memoirs of Fellows of the Royal Society，2002，48：179-219.

Ferry G. Dorothy Crowfoot Hodgkin—Patterns，Proteins and Peace：A Life in Science. London：Bloomsbury Publishing，2014.

Hirsch J S. Cheating Destiny：Living with Diabetes，America's Biggest Epidemic. New York：Houghton Mifflin，2006.

Hodgkin D C. Chinese work on insulin. Nature，1975，255：103.

Hodgkin D. Wandering scientists. Resonance，1998，3（6）：82-91.

International Union of Crystallography. Eleventh Congress and General Assembly of the IUCr，Warsaw，Poland，3 August-12 August 1978，Opening Ceremony. https://www.iucr.org/world/photos/poland/iucr-xi [2023-06-01].

Lawrence R D，Madders K. Employment of diabetics. British Medical Journal，1938，2：1076-1077.

Mauck A P. Managing Care：The History of Diabetes Management in Twentieth Century America. Boston：Harvard University，2010.

Mclean F C. The present status of insulin therapy in diabetes. The China Medical Journal，37（3）：205-214，1923.

Rendell M. Insulin：moments in history. Drug Development Research，2008，69（3）：95-100.

Roland W B. Composition of Scientific Words. Washington：Smithsonian Institution Press，1977.

Saxl E R. Diabetes education in Chile. The Diabetes Educator，1985，11（1）：60.

Talbert W F，Sharnick J. Playing for Life：Billy Talbert's Own Story of His Fight against the Odds. Boston：Little，Brown & Co，1959.

Tsou C L. "The highest grade of this clarifying activity has no limit"— Confucius. Comprehensive Biochemistry，1990，37：349-386.

Wang J H. The China Connection：Michael Rossmann and his first encounter with me. Protein & Cell，2010，1：6-8.

Wang J H. The insulin connection：Dorothy Hodgkin and the Beijing Insulin Group. Trends in Biochemical Sciences，1998，23（12）：497-500.

后　记

作为一名内分泌科医生，我主要研究甲状腺、骨质疏松、痛风、高尿酸血症等疾病，并将糖尿病作为研究重点。我曾先后担任北京大学人民医院内分泌科主任、北京大学糖尿病中心主任、国际糖尿病联盟西太平洋区主席、中国卒中学会副会长、中国老年医学学会内分泌代谢分会主任委员、中国医师协会内分泌代谢科医师分会会长、三诺糖尿病逆转中心专家委员会首席专家、中华医学会糖尿病学分会主任委员、国际糖尿病联盟副主席等职务，在长期的临床工作和研究中，我越来越意识到研究糖尿病及其相关历史的重要性，这促使我对胰岛素的历史产生了浓厚的研究兴趣。

在长期为糖尿病患者服务的过程中，我逐渐认识到，做一名让患者满意的医生，不仅要掌握医学理论和知识，同时还要努力提高医学人文素养，加强与患者的沟通交流，从历史中汲取经验和营养。因此，我主动联系了北京大学医学人文学院的甄橙教授，邀请她系统研究有关糖尿病和胰岛素的历史，挖掘在攻克糖尿病的道路上涌现出的感人故事。

我将手中仅有的关于糖尿病患者伊娃的线索提供给甄橙教授，甄橙教授团队围绕伊娃与胰岛素的故事，展开了深入的历史研究，还原了一段几乎被遗忘的难忘历史，这让我深感震撼，也更加坚定了我与甄橙教授合作完成胰岛素历史研究的决心，最终促成了今天的研究成果。

希望在阅读本书的过程中，更多的读者能够了解胰岛素的中国故事。无论是临床一线工作的内分泌科医生，还是从事医学史研究的师生，以及广大公众，都可以通过阅读本书，感受胰岛素研发的艰辛、制作生产的困难以及临床应用的挑战，从中体会到医者的不懈追求与奉献，以及糖尿病患者的坚强与责任。在“慢病”时代，希望每个人都能树立起牢固的健康责任意识，为维护人类的健康、护佑生命的安康，做出自己最大的努力。

本书凝聚了编写者的心血，尽管大家非常努力，但也难免存在不足之处，希望广大读者不吝赐教，共同关注糖尿病群体，重视胰岛素的历史研究，讲好胰岛素的中国故事。

纪立农

2023 年 7 月于北京